ちくま新書

ヒトは一二〇歳まで生きられる
——寿命の分子生物学

杉本正信
Sugimoto Masanobu

958

ヒトは一二〇歳まで生きられる——寿命の分子生物学

【目次】

はじめに

ヒトは動物の中でもとくに長く生きることができます。ではどのくらいまで生きることができるのでしょうか。長寿の人を調べてみると、ヒトの寿命の限界はだいたい一二〇歳あたりと推定されます。

そして、この一二〇歳というのは、最近の分子生物学の研究でも裏づけられてきました。では、どのようなメカニズムでこの寿命は決まっているのでしょうか。次頁の図1は、寿命のカギを握るいろいろな要素についてまとめたもので、この本でこれからお話しする内容のエッセンスです。

人類は文明を発展させることで寿命をのばしてきました。農業、牧畜によって食を確保し、医薬を開発し、衛生環境を改善して、より長く生きることを可能にしてきたのです。

生命表という、国民の死亡数、平均余命などを記載した、公式で信頼度の高い資料があります。最も古い生命表はロンドンで一七世紀中ごろに作成されたもので、それによると当時のロンドン市民の平均寿命はわずか一八・二歳でした。また、今からおよそ一万二〇〇〇年前から約一万年間続いた縄文時代の平均寿命は、人骨の分析などから推定すると一五歳程度であったようです。産業革命以前の人類は、平均して寿命の限界である一二〇歳の六分の一程度しか生きることができなかったわけで、いわば長寿の素質を無駄にしていたことになります。

ちなみに、二〇一〇年の日本人の男女の平均寿命は八三歳で、世界一でした。すでに多くの日本人が限界である一二〇歳の三分の二の長寿を達成しているのです。

そのうえで、さらに寿命を限界である一二〇歳に近づけるにはどうすればいいのでしょうか。そこで、分子生物学の知見が参考になります。

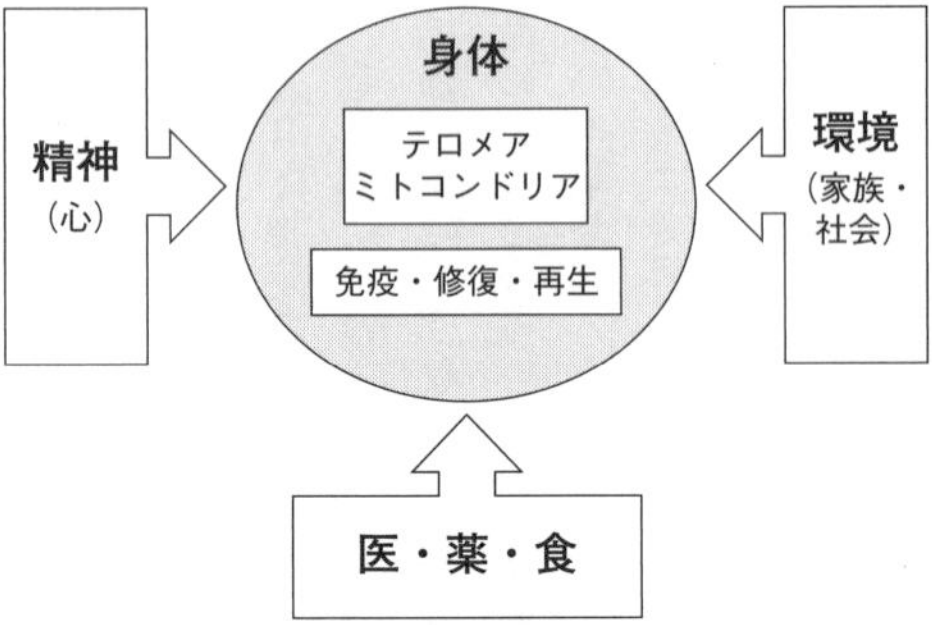

図１　寿命のカギを握る要因

我々の寿命を支えている生体の機能には、免疫、分子修復、再生の三つがあります。これらのメカニズムを理解し、よりよく機能するように生活を工夫するなどの努力をすれば、一二〇歳に近づくことが可能となるでしょう。

そして、右の図1の中にテロメアおよびミトコンドリアという、二つのキーワードがあります。これらはいずれも寿命のカギを握る要因として注目されている最近のトピックスです。

本書ではまず、寿命に深く関わるテロメアとミトコンドリアという細胞小器官、およびカロリー制限について、基礎的な説明をします。それに続いて免疫や分子修復のメカニズムを解説し、原発事故によって出された放射線が我々に及ぼす影響についても論じます。さらに、がんや再生医療など寿命に関わる医学の最新の取り組みを紹介し、最後に、一二〇歳という寿命の限界に近づくための生活改善法を紹介しましょう。

本書をお読みになった皆さんが、より充実した毎日を送り、天寿をまっとうされることを願っております。

＊読者の皆さんが直接原典に当たることができるように、巻末に英文の書籍やインターネットのウェブサイト上の記載も含めて、参考資料を掲載しました。なお、本書を通じて敬称を省略したことをお断りしておきます。

第一章

寿命とは何か

†ヒトの最大寿命は一二〇歳

「ヒトは一二〇歳まで生きられる」

こう聞くと、それは特別に長生きの人の話だろうと皆さんは思われるかもしれません。しかし、テロメアの短縮やミトコンドリアの各種酵素活性の減衰といった分子生物学的データから、ヒトは一二〇歳まで生きられる潜在能力を備えていることがわかってきました。

ヒトの最大寿命は一二〇歳なのです。

寿命には、最大（最長）寿命と平均寿命という二つの概念があります。このうち、平均寿命は皆さんもおなじみでしょう。平均して何歳まで生きられるかが平均寿命です。これと似た概念に、あと何年生きられるかを示す平均余命というものがあります。〇歳のときの平均余命が平均寿命と同じになります。

これに対して最大寿命とは、例えばヒトなどの特定の集団の中で、最も長生きした個体の寿命を言います。したがって「日本人の寿命がのびた」と言うときの「寿命」とは「平均寿命」のことで、「ヒトは一二〇歳まで生きられる」と言うときは「最大寿命」のことを言っているのです（以下では、基本的には単に「寿命」と表記し、必要な場合には最大寿命、平均寿命のいずれを指すかを明示します）。

泉重千代《いずみしげちよ》は、一二〇年と二三七日（一八六五年八月二〇日～一九八六年二月二一日）の長い人生を生き、男性としての世界最高齢記録保持者とされています。江戸時代の終わりから昭和の終わりまで生きた彼の生涯こそ、ヒトの男性の最大寿命なのです。

女性ではフランス人のジャンヌ・カルマンが一二二年と一六四日（一八七五年二月二一日～一九九七年八月四日）を生きて、男女を含めて、世界最長寿の記録保持者です。フェンシングを八五歳から始め、自転車に一〇〇歳まで乗った彼女は、一九八八年にゴッホのアルル来訪一〇〇年に際して、百年前にゴッホに直接会った人物として有名になりました（なおそのときの印象として「汚くて、格好も性格も悪い人」だったと語ったそうです）。

旧約聖書によると九三〇歳まで生きたとされるアダムなどは別にしても、歴史上には、カルマンよりももっと長生きしたとされる人物がたくさんいます。例えばスコッチウイスキーで有名なオールドパーの名の由来となったトーマス・パーは、一五二歳まで生きたと伝えられています。しかし、これらの記録は不確かで信用できません（参考資料1）。

長寿者の確かな記録に基づくと、ホモサピエンスという生物種の最大寿命はだいたい一二〇歳です。

†変わらない最大寿命、のびる平均寿命

最大寿命と平均寿命には、生物学的に見て大きな違いがあります。

最大寿命はそれぞれの集団の遺伝的な背景で決まっていて、時代によってもあまり変わりません。例えば飛鳥・奈良時代に遣唐使として唐に渡った阿倍仲麻呂《あべのなかまろ》は、帰国することなく七〇歳で異国の土となりました。大仏開眼ののちに初代の東大寺別当に任ぜられた伝説の人、良弁《ろうべん》は宝亀四年（七七三年）閏一一月二四日に、八五歳で世を去りました。また、第八章で紹介する『養生訓《ようじょうくん》』の作者貝原益軒《かいばらえきけん》（一六三〇〜一七一四）は、江戸時代に八四歳という長寿をまっとうしています。これらの人々は、今日の尺度で見てもそれほど短命とは言えません。

一方、平均寿命は環境により大きく変わります。農業、牧畜などの導入による食糧事情の好転、上下水道の発達などによる衛生環境の整備、ワクチンの発明や抗生物質の発見による感染症の駆逐などによって、平均寿命は着実にのびてきました。

日本人の平均寿命は、縄文時代で一五歳前後、明治時代では四〇歳以下、大正時代で四〇歳代前半でしたが、現在では八三歳に達しています。多くの人がヒトの最大寿命一二〇歳の三分の二をすでに達成していることになります。ちなみに、八〇歳の男女の平均余命

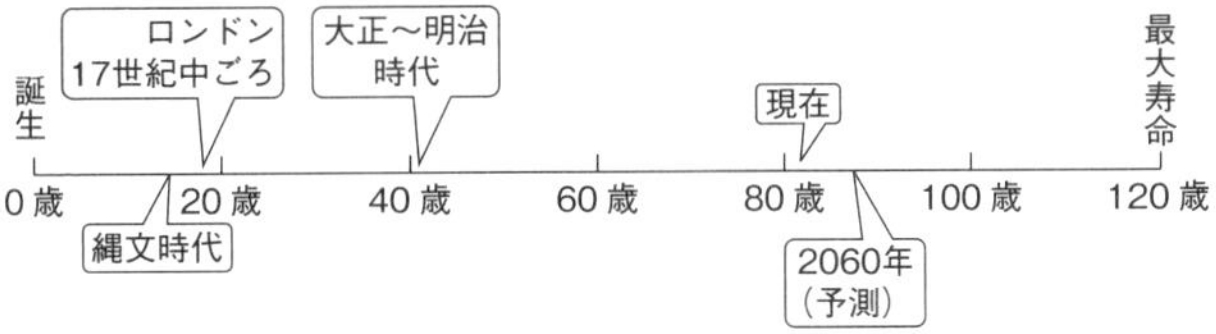

図２　最大寿命に迫るヒトの平均寿命

は、男性で八・一三年、女性で一〇・八〇年（厚生労働省の平成一三年生命表による）です。つまり、すでに多くの人が九〇歳近くまで生きられるのです。今世紀中には日本人の平均寿命が九〇歳に達するであろうと予測されています。二〇一二年一月三〇日に厚生労働省が発表した推計によれば、五〇年後の二〇六〇年の日本人の平均寿命は、男性が八四・一九歳、女性が九〇・九三歳（平均八七・五六歳）になるとのことです。図2を見ても、近年になって平均寿命が急激にのび、最大寿命にせまりつつある状況がおわかりでしょう。

縄文人の寿命については、最近面白い報告がなされています。長岡朋人（聖マリアンヌ大学講師）が、縄文人の骨を解析したところ、驚くことに、六五歳以上の人が約三分の一を占めたのです。ただし、当時は乳児の死亡率が高かったはずですので、平均寿命はかなり低かったでしょう。それでも上記の平均寿命一五歳という推定に、この報告は疑問を突きつけるかもしれません。いずれにしても、この報告からも、人の最大寿命はそれほど変化していないことがわかります。

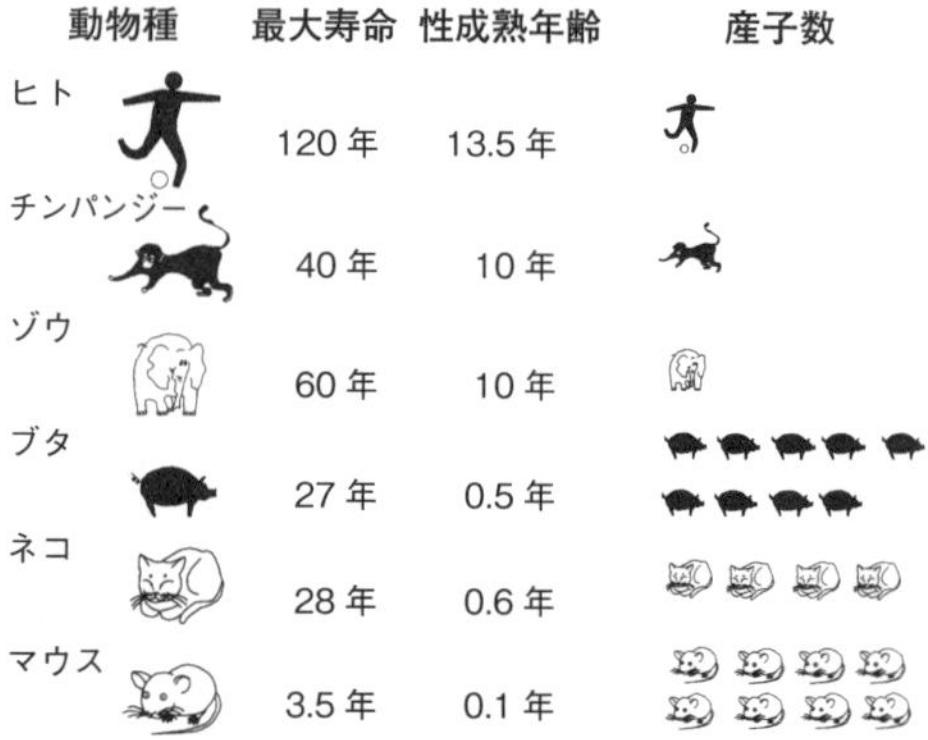

図3　最大寿命と産子数の関係（参考資料2より）

†なぜヒトは長命でマウスは短命なのか

マウスの最大寿命はせいぜい三年ですので、ヒトの最大寿命の四〇分の一です。いくら良い環境で飼育しても一〇年も生きたマウスは存在しません。

一般に動物にはそれぞれの種に固有の最大寿命があります。では、その最大寿命はどのようにして決められているのでしょうか。

図3に示すように、大まかに言うと動物は寿命が長いほど性成熟年齢が高く、産子数（一回に産む子供の数）は少ないのです。ヒトの場合は一回に産む子供の数は通常一人で、一三～一四歳にならないと子供を産めません。妊娠にはおよそ一〇カ月かかります。一方、マウスは一回に八匹以上の子供を産み、その子供は生まれて四週もすると子供を産めるようになり、妊娠期間も一九日と短いのです。このように、マウスはヒトに比較して子供を産む効率は圧倒的に高く、まさに鼠算式に増えます。

マウスは非常に弱い存在であり、飢餓や敵に襲われて死ぬ確率が高いので、効率よくせっせと子供を産まなければ種として存続できませんでした。どんどん子供を産むという戦略を採用する場合、個体の寿命は長い必要はありません。むしろ長い寿命は種の存続の障害になったはずです。例えば、老化した個体が増えると、生まれた子供と住む場所や食物で競合することになります。イヌやネコも同じ理由で、マウスほどではないにせよ多産・短命です。

一方、ヒトは大きな脳を持ち、知能も発達しているので、胎児が生育するためには長い妊娠期間を要します。したがって、多数の子供を出産し、育てることは大きな負担になります。しかし、ヒトの子供は強い存在なので少数でも生き残れました。すなわち、少産・長命が人類にとっては生存するうえで好都合な戦略だったのです。ゾウやチンパンジーも同じ理由でヒトと同様に長命です。

†長命の家系、短命の家系

ヒトの最大寿命は一二〇歳程度であると述べてきましたが、それではすべての人がこの寿命をまっとうできる能力を持っているかというと、必ずしもそうではありません。運の善し悪しや、環境も影響しますが、同時に個人的な素質、具体的に言うと、個人の持っている遺伝子（ヒトゲノム）に左右されます。

ヒトゲノムとは、両親から受け取る一組二三本ずつの染色体、合計四六本の染色体に含まれる全遺伝子のことです。一組の染色体は合計約三〇億の塩基《えんき》対《つい》のDNA（デオキシリボ核酸）配列よりなります（二倍体の体細胞では合計六〇億の塩基対があります）。

個々の遺伝子（DNA）暗号はいったんメッセンジャーRNA（mRNA）に書きかえられ、mRNAからは翻訳によりタンパク質がつくられます（RNAとはリボ核酸のことです）。このように遺伝子暗号が最終的にはタンパク質の構造を決めることを「遺伝子がタンパク質をコードする」と言います。

タンパク質をコードしている遺伝子の部分は、エキソンと呼ばれています。エキソンのゲノムDNAに占める割合は五％以下です。そのため、三〇億の塩基対よりなるゲノムDNAはそのサイズの割に、遺伝子の数が少ないのです。

ヒトゲノムの全塩基配列が解読された当初、ヒトの遺伝子数の推定値は三万二六一五個と報告されましたが、最近ではそれより少ない二万一七八九個であると報告されています。一組の染色体に含まれる全塩基対の数が三〇億個であることを考えると、多くの生物学者はヒトの遺伝子の数が意外と少ないことに驚きました。

エキソン以外の九五％以上がイントロンと呼ばれる領域です。エキソンはタンパク質をコードしている遺伝子なのでその役割がはっきりしていますが、イントロンの役割はこれまでよくわかりませんでした。しかし、最近になってイントロンは遺伝子の発現に関与するなど、いろいろと重要な役割を果たしていると考えられるようになってきました。ですから、寿命にはエキソンばかりでなくイントロンも関わっている可能性があります。

これだけ膨大な塩基配列で構成されるゲノムには、多様な変化が生じます。そのため、人はそれぞれ異なる容貌や性格を持つことになりますが、寿命に関与する遺伝子も多様になります。あとで寿命に関わる重要な三つの機能を紹介しますが、その機能をつかさどる遺伝子に欠陥を持つ人も出てきますし、また、この機能がとくに優れている人も出てくるでしょう。

例えば、先に紹介した世界最高齢記録保持者であるジャンヌ・カルマンの兄は九七歳、父は九四歳、母は八六歳まで生きました。したがって、彼女は明らかに長生きできる遺伝子を持つ家系に生まれたと考えられます。

反対に、遺伝子に欠陥があれば当然短命になります。生きるために必須の遺伝子に欠陥があると、この世に生まれ出ることさえできません。正常であれば常染色体（性染色体以外の染色体）は一対（二本）ですが、これが三本になるトリソミーが生じることがあります。このようなトリソミーを持つ胎児の多くは流産します。多くの極端な欠陥遺伝子は淘汰されますが、致命的ではなく、生まれてくることができるような欠陥遺伝子の場合には、例えば次に説明するウェルナー症候群のように、早く老いる病気（早老症）を引き起こすことがあります。二一番目の染色体がトリソミーの場合も、生まれてくることは可能ですが、その子供には知的障害などを伴うダウン症候群が見られます。

なお、大部分の遺伝子は細胞の核に存在するゲノムDNAにありますが、細胞質の中に存在するミトコンドリアという細胞小器官にも独自のDNAがあり、遺伝子としての役割を果たしています。じつはミトコンドリアも寿命に深く関わっているのですが、その点に関しては後述します（五六頁）。

✝短命の遺伝病——ウェルナー症候群

正常の人より早く老いるウェルナー症候群という病気があります。これは常染色体（XYの性染色体以外の染色体のこと）の劣性遺伝病で、両方の親から欠陥遺伝子を受け継がないと発病しません。患者は世界でもなぜか日本に多いことが知られています。

この病気では、一一～一三歳あたりから成長が遅くなり、二〇歳あたりからは白髪が目立つようになります。二〇代の後半には声のしわがれが目立つようになって、皮膚も硬くなります。三〇代前半にはほぼ全員が白内障になります。二五歳から四五歳にかけてインスリン非依存性の2型糖尿病や骨粗鬆症、四〇代前半で動脈硬化や悪性腫瘍（がん）が多発します。平均寿命は四六歳あたりですので、正常の人より平均して三〇歳以上も寿命が短いことになります。

日本の内科医である後藤眞らによって、このような複雑な症状を示すウェルナー症が、驚くことに、たった一つの遺伝子の変異に起因することが明らかになりました。そして米国のワシントン大学のグループにより、その遺伝子が解明されました。その遺伝子は現在では*WRN*遺伝子と呼ばれており、一種のDNAヘリカーゼ（WRNヘリカーゼ）をコードすることがわかっています。DNAヘリカーゼとは、DNAの二本鎖を解きほぐす役割を持つ酵素です。

DNAは複製されるとき、似たような配列を持つほかの染色体のDNA鎖と不完全な対《つい》を形成することがあります。簡単に言うと、DNAがもつれるのです。DNAのもつれはテロメアのような繰り返し配列のところで起きやすく、染色体異常を引き起こす原因となります。WRNヘリカーゼはこのような異常なDNAのもつれを解きほぐす役割をします。またWRNヘリカーゼは、抗がん剤などにより損傷を受けたDNAの修復にも関与していることがわかっています。

ところが、ウェルナー症患者の細胞では、WRNヘリカーゼが欠損しているので染色体の異常が修復されないのです〈筆者はかつてエイジーン研究所で*WRN*遺伝子およびWRNヘリカーゼの役割の解明に携わりました〈参考資料2〉。またウェルナー症患者である遠藤博之氏の闘病記も興味深いのでご参照ください〈参考資料3〉〉。

　このように、寿命をのばしたり縮めたりする遺伝子がある一方で、ヒトの細胞には、一二〇歳までの寿命の限界を決めている遺伝子の構造があります。それが次章で見る「テロメア」です。

第二章

寿命時計テロメア

ヒトの細胞の染色体の末端には、テロメアという構造があります。染色体の端を保護しているこのテロメアが、ヒトの老化に直接関係しているのです。二〇〇九年度のノーベル医学生理学賞は、このテロメアの発見に関連して授与されました。そして、驚くべきことに、テロメアの分析から導かれたヒトの最大寿命も、前章で見た疫学的解析による最大寿命と同じで、だいたい一二〇歳だったのです。つまり、細胞レベルで見た寿命、テロメアの解析から推定された個体の寿命はいずれも一二〇歳だとわかってきたのです。

†寿命の起源

テロメアは真核生物の染色体の末端にあります。ではこの真核生物とは何でしょうか。私たちの祖先をさかのぼってゆくと、約三八億年前に誕生した原始細胞に行きつきます。原始細胞から、やがてシアノバクテリアと呼ばれる、光合成を行う細菌が誕生しました。細菌のような原始的な生物は原核生物と呼ばれ、核と細胞質の境目がはっきりしません。原核生物の持っているゲノムは一組で、このような一組のゲノムしか持っていない生物は一倍体生物と呼ばれます。一倍体生物は、細胞分裂によって二つの同じ細胞にわかれ、子孫を増やします。これを無性生殖と言います。

原核生物から、やがて核が核膜に囲まれた真核生物が誕生しました。酵母のような真核生物は、環境が悪化すると一倍体の酵母同士が合体（接合）して二倍体となり、この二倍体は分裂して一倍体の胞子をつくり、休眠状態に入ります。そして環境が改善されると、胞子から一倍体の個体が生まれて増殖を開始します。これが二倍体生物と有性生殖の始まりです。

約六〜一〇億年前になると単細胞生物から多細胞生物が誕生して、多細胞生物は光合成をする植物と、光合成をしない動物とにわかれました。多くの多細胞生物の個体は、生殖に特化した生殖細胞と、それ以外の体細胞でできています。雌雄の生殖細胞からはそれぞれ卵子と精子という一倍体の細胞がつくられますが、体細胞のほうは二倍体です。受精により卵子が精子と合体して、二倍体の新しい生命が誕生するのです。多細胞動物は脊索《せきさく》動物から、脊椎《せきつい》動物、哺乳動物へという進化を経て、おおよそ七〇〇万年前には、大きな脳を持ち、二足歩行ができる、私たちの直接の祖先である霊長類が現れました。

ところで、単細胞動物においては、寿命の概念がありません。寿命は理論上では無限大です。しかし、メスとオスがはっきり区別される多細胞生物になると、個体の寿命は有限になるのです。その代わりに、メスは卵子を、オスは精子をつくって、その卵子と精子が交尾により合体して新しい生命を受け継ぎます。生殖を終えた個体は、多くの場合、比較的速やかに死にます。個体の「死」の誕生です。個体はいわば永遠の命をつなぐための道具であると言うこともできます（参考資料4）。

「性」と「死」はこのように根本でつながっています。産卵と射精を終えたサケはまもなく死にます。セミは何年も地中で暮らして、地上に出て羽化するとオスがメスを求めて蟬しぐれを演出しますが、生殖を終えると一週間足らずで死にます。ヒトの場合にも同様に、例えば兵士が明日死ぬかもしれないときに、子孫を確保しておきたいと思うようです。中東紛争の際にはイスラエルでの出産数が増加したそうですし、わが国でも、太平洋戦争で出征する前に結婚を済ませて戦地に赴いた兵士は少なくありません。

個体の役割については、オランダのT・B・カークウッドが体細胞廃棄説という面白い仮説を提唱しています。それぞれの動物種は最も効率よく子孫を残せるように体の細胞が設計されており、体細胞はいわばこの目的を達成するためのディスポーザブル（廃棄可能）な道具にすぎないという説です。それぞれの動物種の最大寿命も、効率よく子孫を残せるように決まっているということになります（前章で説明した、ヒトとマウスの寿命が進化の過程で設定されたことを思い出してください）。

「性」を持つ多細胞生物の登場によって、「死」すなわち寿命が設定されたのですが、私たちの個体が死ぬ運命にあるからといって、それを構成している細胞が有限寿命であるということにはなりません。しかし近年、細胞レベルでの研究の積み重ねにより、私たちの体を構成している細胞も有限寿命であることがわかってきたのです。

†体細胞は有限寿命

細胞レベルでの研究は、細胞培養の技術の長い積み重ねによって達成されました。一九一三年にフランスの外科医アレクシス・カレルが、無菌状態を保つことで細胞を長い期間体外で増殖できることを示し、一九五五年にはハリー・イーグルが細胞培養に必要な培地の体系を確立しました。

そしてついにレオナルド・ヘイフリックとP・モアヘッドが、ヒトの細胞が有限寿命であることを明らかにしたのです。彼らは、体外に取り出したヒトの正常二倍体の線維芽《せんいが》細胞が、細胞分裂を繰り返すとやがて死に至ることを発表しました。その寿命は四〇〜六〇細胞集団倍加数でした。一細胞集団倍加数とは、細胞集団が倍になることを意味します。死ぬ細胞がなく、すべての細胞が同じように分裂すると仮定すれば、この数は細胞分裂の回数に相当します（実際には細胞分裂が停止したり死んだりする細胞も含まれるので、厳密には細胞集団倍加数は分裂回数より小さい数値となりますが、大まかには細胞集団倍加数＝細胞の分裂回数と考えて差し支えありません）。この細胞分裂の回数の限界を、ヘイフリック限界と言います。

ヘイフリックの発見に関しては面白い逸話があります。その当時、細胞は培養に移すと永久に増殖する（すなわち不死化する）というカレルの説が定説でした。カレルはこの分野の大御所だったので、誰もこの説に疑問を持たなかったのです。

線維芽細胞が有限寿命であることを報告したヘイフリックのこの論文は、当時の定説に反していたため、権威ある医学系の雑誌（*Journal of Experimental Medicine*）からは掲載を拒絶されてしまい、最終的には一九六一年に細胞生物学の雑誌（*Experimental Cell Research*）に掲載されました。拒絶の理由は「最近の五〇年間の細胞培養での結果から誰もが知っている事実は、もしも in vitro（試験管内）で適切な環境が与えられれば細胞は本来永遠に増殖できるということだ」というものでした。論文が拒絶されたことへのヘイフリックの怨念は深く、この雑誌の編集長であり、ノーベル賞受賞者でもあるP・ラウスからの拒絶を知らせる手紙を、学会の発表で何度も紹介しています。

ちなみに筆者はヘイフリックに生い立ちや研究についてインタビューをしたことがあります。彼は両親から「be independent and ask questions（独立しなさい、そして疑問を持ちなさい）」と教えられて育ったそうです（参考資料5）。

細胞分裂の回数に限界があることを発見したヘイフリックは、細胞の核の中に細胞の分裂回数を数えるレプリコメータ（分裂計測器）が存在するのではないかと提唱しました。

そして、これが次に紹介するテロメアの発見により裏づけられたのです。

寿命を刻むテロメア

二〇〇九年のノーベル医学生理学賞は、テロメアやテロメラーゼの役割を解明したエリザベス・H・ブラックバーン、キャロル・W・グライダーおよびジャック・W・ショスタクの三人に授与されました。

ヒトのゲノムDNAは、二三対（合計四六本）の染色体にわかれて収納されています。各染色体の末端には、その末端を保護するための、他の部分とはっきり区別されるDNA構造があり、これをテロメアといいます。ヒトなどの哺乳動物のテロメアは、TTAGGという塩基の繰り返し配列からなります。

カルビン・ハーレイとグライダーは、ヒトの体細胞（正常二倍体線維芽細胞）を培養していると、細胞分裂を繰り返すたびにテロメアが短くなることを一九九〇年に報告しました。生まれたときのヒトのテロメアの長さは、細胞種や個人によって異なりますが、平均一万〜二万塩基対です。テロメアは試験管の中でも、生体の中でも細胞分裂を繰り返すたびに短くなり、その長さが五〇〇〇塩基対に近づくと細胞分裂が停止します（ヘイフリック限界）。テロメアは一回の細胞分裂で平均一〇〇〜一五〇塩基対が短くなります。これ

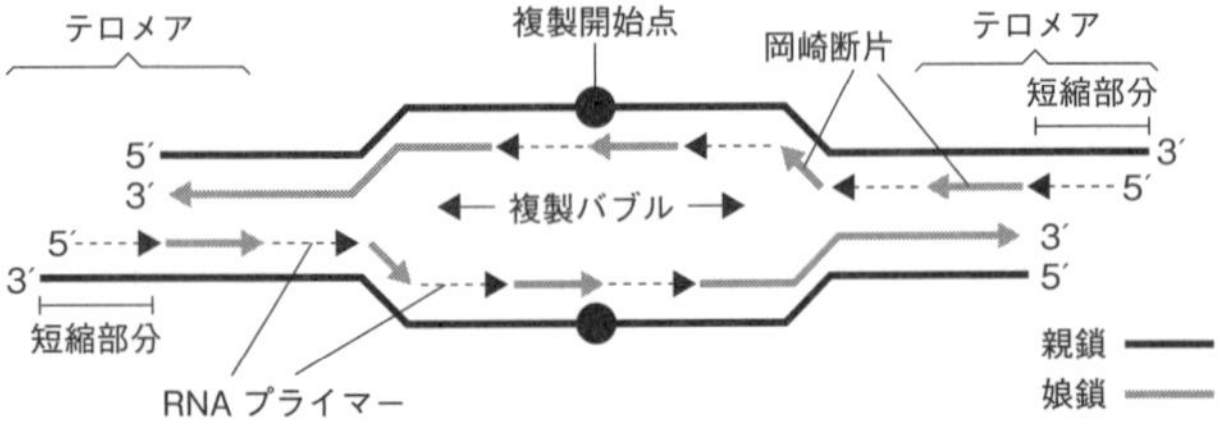

図4　DNA 複製によるテロメアの短縮
娘鎖の DNA 合成は RNA プライマーから開始され、5′→ 3′（親鎖の 3′→ 5′）方向へと進む。合成終了後 RNA プライマーは分解され、合成された DNA 断片の間は DNA 断片をプライマーとして新たな合成により埋められ 1 本につながる。しかし、娘鎖 5′ 末端の RNA プライマーが分解された部分には DNA 断片のプライマーが存在しないため、この部分は短くなる。（石川冬木『細胞工学』1998 年 9 月号の図をもとに作成）

らのことと、線維芽細胞では四〇〜六〇回分裂すると細胞分裂を停止するというヘイフリックの結果とはだいたい符合します。細胞生物学で得られた結論と分子生物学で得られた結論が、見事に一致したのです。なお、ヘイフリック限界で細胞分裂が停止するのは、がん抑制遺伝子によるチェックポイント機構が働くためです（一二三頁で説明します）。

では、なぜ細胞分裂をするとテロメアが短くなるのでしょうか。細胞分裂では遺伝子であるＤＮＡが複製されますが、じつは、ＤＮＡが複製されるごとに二本鎖ＤＮＡの3′末端は短くなる宿命を負っているのです。その詳しいメカニズムは図4に示す通りです。

ヒトの（正常二倍体の）体細胞は、テロメアが短縮することにより寿命が尽きることがわかりました。ところがヒトの細胞でも、テロメアが短縮せず、事実上永遠に生命をつなぐことのできる細胞、すなわち不死化している細胞があります。一つは卵子や精子をつくる生殖系の細胞です。生殖系の細胞はテロメラーゼという特殊な酵素が強く発現していて、テロメアの短縮を防ぎ、それによって不死化しているのです。生殖系細胞のほかに不死化している細胞がもう一つあります。それは獅子身中の虫ともいうべき、がん細胞です。がん細胞は正常二倍体の染色体ではなく、異常な染色体を持っているのが通例です。がんについてはあとで詳しく述べます。

テロメラーゼは、細胞分裂のたびに短くなるテロメアDNAの3′末端の繰り返し配列を伸長させる酵素で、結果として、細胞分裂によるテロメアの短縮を防ぎます。テロメラーゼは、酵素活性を持つタンパク質と特殊なRNA配列から構成されています。特殊なRNAとはAAUCC配列のRNAで、この配列はテロメアの繰り返し配列であるTTAGGと相補的な配列です。通常はDNAを鋳型《いがた》としてRNAが合成されるのですが、テロメラーゼはこのRNA配列を鋳型としてDNA末端のテロメア配列をのばすので、逆転酵素と呼ばれています。

テロメアは最大寿命一二〇歳を裏づける

いろいろな動物で調べてみると、試験管の中で測定した線維芽細胞の分裂寿命と、個体の寿命の間には大まかな相関関係があることがわかりました。例えば、細胞の分裂寿命は

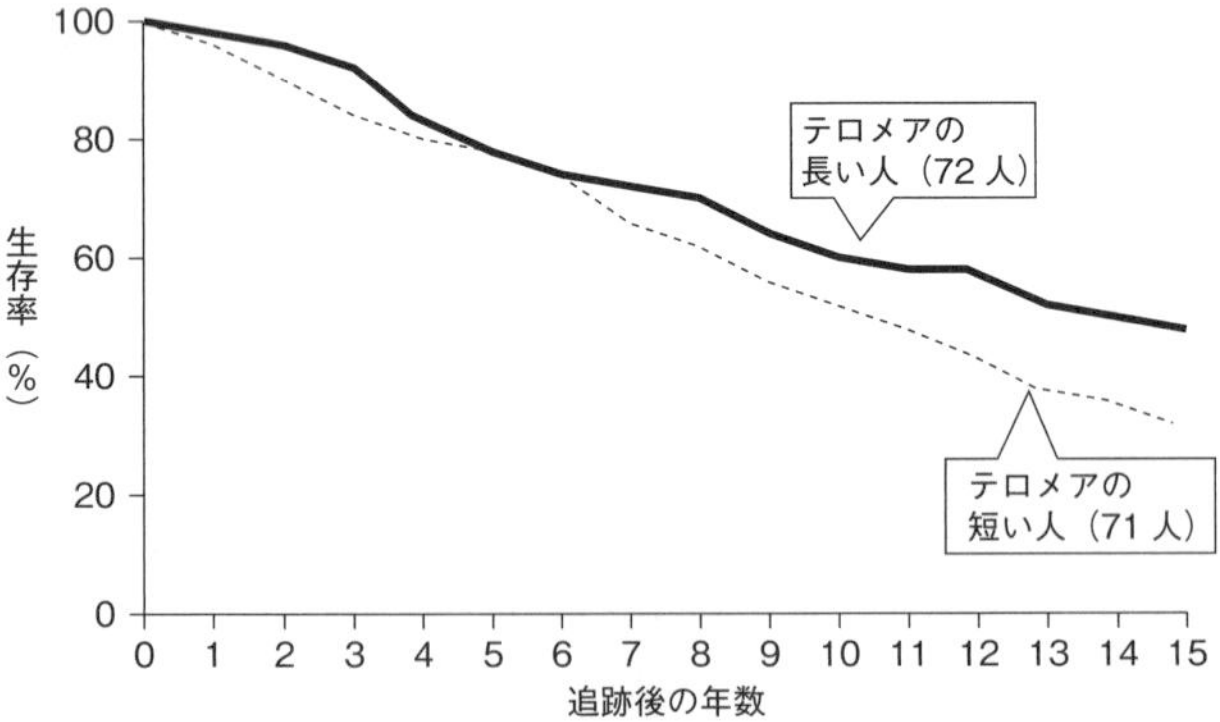

図5　テロメアの長短と生存率（Cawthon RM et al. *Lancet.* 361: 393-395, 2003をもとに作成）

マウス、ラット、ラットカンガルー、コウモリ、ウマ、ヒトの順に長くなりますが、個体の最大寿命もこの順に長くなります。

ヒトの細胞の分裂寿命は、テロメアの長さ（テロメア長）がヘイフリック限界である五〇〇〇塩基対程度にまで短くなると尽きるのですが、ヒトの寿命とテロメアの長さの間には興味深い関係が存在します。米国ユタ大学のリチャード・M・カウソンらは、六〇歳以上の一四三人の健常人を、テロメアの長い七二人とテロメアの短い七一人の二つのグループに分けて、一五年間にわたって生死を追跡調査しました。その結果、テロメアの長いグループの人は短いグループの人より統計的に有意（p<0.004）に長生きでした（図5）。とくに際立っていたのは、短いグループの人は八・五四倍も感染症で死ぬ率が高かったことです。生体防

御能と寿命の関係についてはあとで詳しく述べます（第四章）。

生体におけるヒトの細胞は加齢とともにテロメアが短くなりますが、何歳くらいでヘイフリック限界の長さである五〇〇〇塩基対程度まで短くなるのでしょうか。テロメア長を、健常人とダウン症候群の患者のリンパ球で、生まれたばかりの赤ん坊から一〇七歳の高齢者まで調べた貴重なデータがあります。その結果、健常人では加齢とともに平均的なテロメア長が直線的に短くなり、直線を延長すると、だいたい一二〇歳あたりでヘイフリック限界に達します（図6）。テロメアの短縮から推定したヒトの寿命の限界が、長寿者の記録から導かれた最大寿命一二〇歳と一致したことは興味深い事実です。ヒトの最大寿命の枠組みがテロメアにより決定されている可能性は大いにあります。

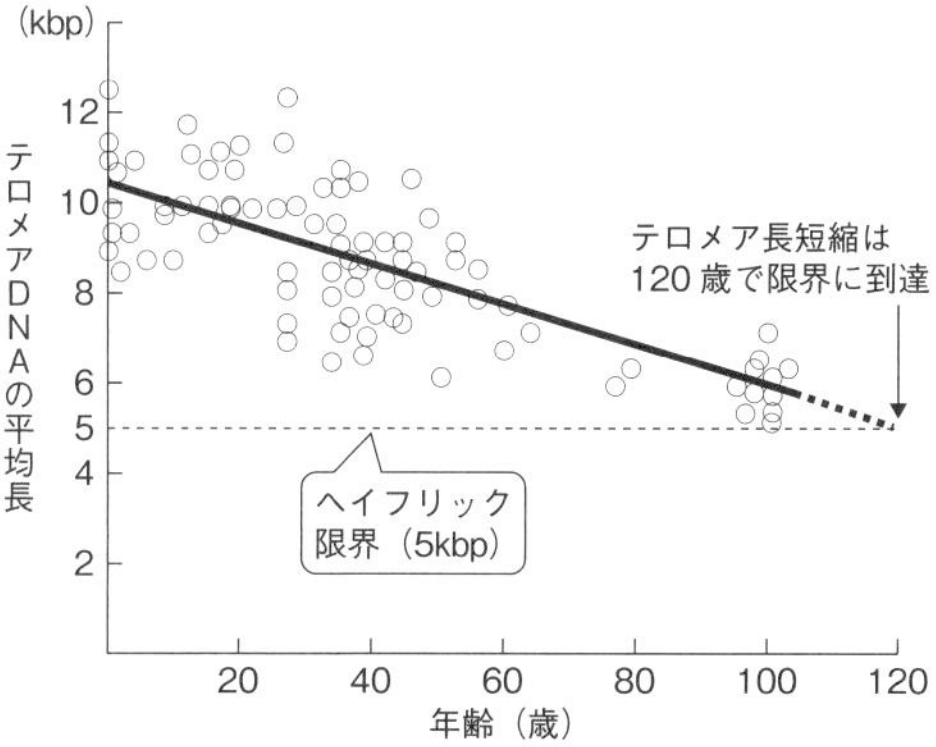

図6　年齢と平均テロメア長の関係（kbp=1000塩基対。Vaziri HF et al. *Am. Hum. Genet.* 52: 661-667, 1993に基づき作成）

なお、ヒト骨格筋に存在していて、ミトコンドリア内でエネルギー代謝に関係する酵素であるシトクロムC酸化酵素も、加齢とともに活性が低下しますが、やはり一〇〇歳を過ぎるとまもなくその活性がゼロになることが報告されています。この分析結果も、寿命の限界が一二〇歳付近にあることと符合します（五八頁の図9）。

鴨長明の書いた有名な『方丈記』は、次のように始まります。

「ゆく河のながれはたえずして、しかももとの水にあらず。よどみにうかぶうたかたは、かつきえかつむすびて、ひさしくとどまりたるためしなし。世の中にある人と栖《すみか》と、又かくのごとし」

この世の無常を象徴的に述べたものですが、分子生物学的に見ても、私たちの体細胞は常に入れ替わり、そのテロメアは日々刻々、休むことなく短くなっているのです。

†テロメアが長いのに短命――マウスのパラドックス

マウスが実験動物としてよく使われるのは、マウス実験で得られた結論が、ヒトでも当てはまることが多いからです。マウスは、(1)小型で扱いやすく、(2)多数の個体を実験に用いることが可能で統計処理が容易であり、(3)遺伝的に均一な個体からなる系統（純系マウス）を利用できるので遺伝子解析にも向いている、という理由から、これまでに免疫、腫瘍の研究を始めとして、多くの生物学や医学の研究に使用されてきました。マウスゲノムの全塩基配列も解読されています。遺伝子の数はヒトとほぼ同じ二万二〇〇〇程度で、このこともマウスが実験動物として優れている根拠になります。ほとんどの重要な酵素やタンパク質はヒトとマウスで共通しています。

ところが、老化や寿命の研究では、マウスでわかったことがそのままヒトに当てはまらないのです。進化の過程でマウスは多産多死の戦略を採用したため、寿命がヒトの寿命の四〇分の一しかありません。ヒトではテロメアの短縮が細胞の寿命が尽きる原因でしたが、マウスのテロメアの長さは四万塩基対もあり、一〜二万塩基対のヒトのテロメアの長さの二倍以上もあります。それにもかかわらずマウスは個体の寿命も細胞分裂寿命もヒトよりはるかに短いのです。ですから、テロメアがマウスの寿命を決めてはいないと考えるのが妥当です。

では、マウスはなぜ短命なのでしょうか。それは、ネズミの体細胞におけるDNAの修復能力が貧弱であるからと見られています。

ウェルナー症の原因遺伝子産物として前章で紹介したWRNタンパク質は、DNA修復酵素の一種です。このタンパク質は、ヒトでは体細胞にかなりの量が発現されています。WRNタンパク質に欠陥がある人は、体細胞が早く老化し、早老症になるのです。

マウスでもWRNタンパク質は、生まれて一週間ほどは体細胞にも発現しています。しかし、成長した個体の体細胞にはほとんど発現しておらず、その発現は生殖系の細胞に限定されます。WRNタンパク質を発現しないノックアウトマウスを作製しても、ヒトと同じような早老症にならないこともわかっていますが、それは、マウスではもともと体細胞にほとんどWRNタンパク質が発現していないことを考えれば当然です。

WRNタンパク質の仲間にRECQ1という、やはりDNA修復に関与するタンパク質があります。これもマウスではもっぱら生殖系の細胞に発現し、成体の体細胞ではほとんど発現していません。つまり、マウスではヒトの体細胞でよく発現されているDNA修復酵素の少なくとも一部の発現が低く抑えられているのです。しかし、これらの酵素がマウスには存在しないわけではありません。生殖系の細胞では強く発現されていて、もっぱら子孫繁栄のために使われているのです。

ネズミは体細胞のDNA修復能力が貧弱なため短命だとする考え方を裏づける、別の事実もあります。二種類の分類学上近縁のネズミ、*Mus musculus* と *Peromyscus leucopus* の最大寿命は、前者が三・五年であるのに対して後者は八年と大きく異なります。紫外線によるDNA損傷の蓄積を調べてみると、短寿命のネズミ *Mus musculus* のほうがDNA損傷の程度が高かったのです。すなわち、類縁のネズミ同士でも、短寿命のネズミは長寿命のネズミよりも、紫外線によるDNA損傷を修復する能力が劣っていたのです。また、マウスの細胞は二〇％の酸素存在下ではヒトの細胞より酸素により引き起こされるDNA損傷が強いこともわかっており、このことで、体細胞に関する限りマウスではDNA修復機能がヒトより劣っていることが裏づけられます。

以上の事実からわかるのは、マウスでは少なくとも一部のDNA修復酵素を、体細胞よりも生殖細胞に力点をおいて配置しているのに対して、ヒトでは体細胞にもかなり力点をおいてDNA修復酵素を配置しているということです。

後述するように、ヒトの細胞は培養していても不死化するものは稀ですが、マウスの細胞は比較的容易に不死化します。マウスでは生後一年半以上になると自然死が急増しますが、その半数以上が腫瘍によるものです。マウスは生物進化の上で多産多死の戦略を採用したと述べましたが、それは、体細胞における少なくとも一部の遺伝子修復機能を低く抑える形で実現していたのです。マウスは遺伝子の修復にかけるためのエネルギーを節約して個体の寿命を短く設定し、その代償として、多産という能力を獲得したものと思われます。

あとで詳しく説明する酸化ストレスに関わってきますが、マウスは体内の活性酸素を取り除く力が弱いことも、短命の原因と見られます。動物の最大寿命と活性酸素除去能力／酸素消費（酸素消費に対する活性酸素除去能力の比率）の間には、密接な関係があることがわかっています。ツバイというネズミの一種ではこの比率が〇・二であり、ヒトでは約一・六です。ネズミは自分の消費するエネルギー量あたりの、活性酸素の除去で重要な働きをするスーパーオキシドジスムターゼ（SOD）活性値がヒトの六分の一でした。

ところで、ヒトでは、テロメア以外に三つの生体機能が寿命に大きく関わっています。それは、免疫機能（生体防御）、前章でも触れた分子損傷の修復・防止機能、および再生機能です。以下の章では、これら三つの機能について詳しく述べましょう。

第三章

カロリー制限で寿命がのびる?

――サーチュイン長寿遺伝子説の真偽

†サーチュイン・ブーム

最近、「あなたの寿命は延ばせる――発見！長寿遺伝子」というセンセーショナルなタイトルの番組が放映され、大きな話題を呼びました（NHKスペシャル、二〇一一年六月一二日）。老化を遅らせ、寿命をのばす「サーチュイン遺伝子」が発見され、誰もが持っているこの遺伝子をうまく働かせることができれば、平均寿命は一〇〇歳を超えるだろうという内容でした。そして、サーチュイン遺伝子は普段は眠っていて働かないけれど、ある方法を使うと働き出す――その方法とは「カロリー制限」だというのです。

サーチュインはテレビや雑誌などでも大々的に取り上げられましたので、科学者ばかりでなく一般の人にも広く知れ渡ることとなりました。サーチュインが長寿遺伝子であるということは、もしそれが真実であれば、科学的な大発見であるばかりでなく、医学や医薬品の開発にも大きなインパクトを与えるはずでした。しかしながら、二〇一一年九月二一日付の科学雑誌「ネイチャー」に、この遺伝子が長寿遺伝子であるという説に重大な疑義のあることが発表されました。論文の表題は「*SIR2*（サーチュイン遺伝子のこと）の過剰発現は線虫およびショウジョウバエの寿命に影響しない」というものでした。一二月二日の「サイエンス」誌もこの問題を、「老化遺伝子――サーチュインのストーリーは破綻」という表題で取り上げています（参考資料6）。

一方、サーチュイン遺伝子発見のきっかけとなったカロリー制限による寿命の延長は、ミジンコからサルに至るまでの多くの動物で証明されていて、現在では一般的な事実として広く受け入れられています。では、カロリー制限は多くの動物と同様に、ヒトの寿命延長にもつながるのでしょうか。これは、医学にとって非常に大きな問題であり、読者の皆さんも大きな興味を持っていることでしょう。

本章では、カロリー制限がどのようにして寿命をのばすのか、サーチュインはどのような理由により長寿遺伝子とされたのか、そしてこの説が否定される根拠は何か、そして最後に、カロリー制限はヒトの寿命延長につながるのかといったテーマを順次説明してゆきます。

†カロリー制限が寿命をのばす?

リチャード・ヴァインドルッヒ（ウィスコンシン大学教授）は、カロリーを制限することが老化を遅らせ、寿命をのばす効果を持つことを動物実験で明らかにしました。そしてその効果は、原生動物からサルまでのいろいろな動物に共通して見られたのです。栄養失調に陥らない程度の適切なカロリー制限が有効で（参考資料7）、原生動物、ミジンコ、サラ

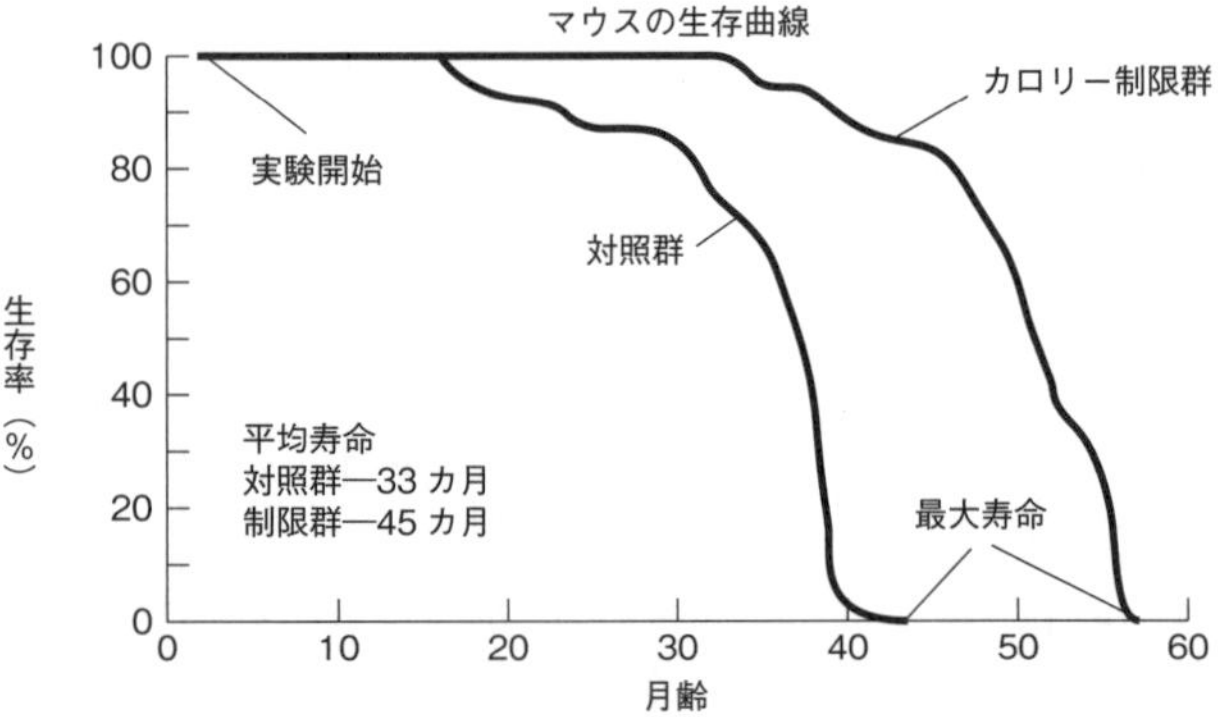

図7　カロリー制限によるマウスの寿命延長（「カロリー制限が老化を遅らせる」『日経サイエンス』1996年3月号、36-44頁より）

グモ、グッピー、ネズミでは、三〇～四〇%のカロリー制限で寿命がのびることがわかりました。例えばサラグモでは、通常食を投与した場合の平均寿命が五〇日、最大寿命が一〇〇日であるのに対して、カロリー制限食ではそれぞれ九〇日と一三九日にのびました。マウスでは、カロリー制限をしない場合の平均寿命は三三カ月でしたが、三週齢という若い時期から低カロリー食を与えたところ四五カ月にのびました。最大寿命も通常のマウスはほぼ四三カ月だったのが、カロリー制限をした群ではほぼ五七カ月と、カロリー制限により一四カ月ほどものびています（図7）。

さらにサルについても、アカゲザルを用いた実験が同研究グループにより二〇年間にわたって続けられ、その結果が二〇〇九年の科学雑誌「サイエンス」に発表されました（参考資料8）。七～一四歳のおとなのアカゲザル計七六匹を半分ずつ二つのグループに分け、片方には好きなだけ餌を与え続け、もう一方は、最初の三カ月で餌のカロリーを約三〇％減らし、その後もこのカロリー制限を維持しながら飼育しました。自由に餌を食べたグループでは二〇年後に生き残ったのは五〇％だったのに対し、カロリー制限のグループは八〇％が生き残りました。カロリー制限により老化が遅れ、寿命がのびたのです。

†カロリー制限で寿命がのびる理由

すでに述べた通り、生物の寿命は、子孫を効率よく残せるように進化の過程でそれぞれの生物種に都合のよい長さに設定されています。酵母、線虫といった比較的下等な動物では、栄養が不十分になると一種の休眠状態に入り、十分な食物を摂取できるようになるまで生殖活動を停止します。この間は年をとりません。カロリー制限を受けた個体が休眠状態に入っている間に、カロリーが制限されなかった個体はすでに生殖活動を終えて、寿命も尽きていることもあります。結果として、カロリー制限された個体は長寿になります。

このように、カロリー制限と長寿は、生殖を効率よく確実に行うという目的から見れば、比較的単純な関係にあります。要するに栄養が豊富だと生殖を早く完結してライフサイクルを早く回し、子孫を増やすのです。栄養が欠乏した状態では休眠してライフサイクルの進行を遅らせて生殖に好都合な時期まで待ちます。カロリー制限によって寿命がのびるのは、下等生物の生殖にとって合理的であることがおわかりいただけたでしょう。

では、カロリー制限が寿命をのばす、高等生物を含めた生体の分子生物学的メカニズムはどうなっているのでしょうか。これについては、カロリー制限によりエネルギー代謝が抑制され、活性酸素の生成が抑制され、その結果老化が遅れるという仮説が有力です。この仮説は、活性酸素による傷害と老化の間には関係があるとする説ともよく合います。ただ、残念ながらまだ仮説にとどまっています。

そこで登場した有力な理由づけが、サーチュイン遺伝子だったのです。

†サーチュイン遺伝子とは何か

分子生物学的メカニズムの解析に使われたのは、意外なことに酵母、線虫やショウジョウバエといった比較的下等な動物を用いた実験でした。このような動物では遺伝的に純粋な家系をつくることができ、遺伝的解析が容易だからです。例えば長寿と短命の家系の遺伝子を比較し、寿命に関連する遺伝子を推定した上で、遺伝子工学の技術を使ってこのような遺伝子を抜いたり、加えたりした変異動物を作製し、その寿命を調べることも可能になります。また、寿命が短いので解析が比較的短時間で済みます。

こうした解析によってサーチュインという、カロリー制限で活性化される一連の老化抑制遺伝子の存在が提唱されました。

レオナルド・ガレンテ（マサチューセッツ工科大学教授）は、*SIR2*という遺伝子がカロリー制限によって寿命がのびるしくみに深く関わっていることを、酵母を使って発表しました（参考資料9、10）。酵母は単細胞の真核生物ですが、出芽酵母には加齢が起こります。出芽酵母は一倍体細胞で、栄養状態の良いときに出芽で増殖するのです。

出芽とは一種の不等分裂で、片方の細胞は娘細胞となり、もう一方の細胞は母細胞にとどまります。母細胞は出芽をするたびに加齢し、約二週間の間に二〇回ほど出芽を繰り返すと、大きくて皺が多く、突起を持つ加齢した細胞に変化し、生殖能を失います。つまり有限寿命の生物なのです。その寿命は母細胞が出芽を行った回数（世代）で数えてほぼ二〇世代です。

そしてこの出芽酵母に変異を与えてある遺伝子を高発現させると、出芽酵母の母細胞の寿命がのびることがわかりました。逆にその遺伝子を取り除くと寿命が短くなりました。この遺伝子は*SIR2*と名づけられました。*SIR*は Silent Information Regulator の略で、つまり遺伝子情報の転写を調整して、いろいろな遺伝子の発現を抑制（サイレンシング）するのです。遺伝子には、老化を促進するものもあり、その老化促進遺伝子が発現するのをSIR2は抑制するのではないかと考えられました。

そこでガレンテらは、次に線虫を用いて同様の実験を行いました。すると酵母のSIR2に対応する遺伝子である、線虫のオルソログ遺伝子も加齢を防ぐように働いたとのことです。酵母と違って、生体の線虫は分裂しない細胞で構成されているので、加齢メカニズムが根本的に異なります。加齢のメカニズムが異なる二種の動物でSIR2が同じように加齢を防ぐように働いたことで、SIR2が加齢という現象の本質的なところに関わっていると彼らは主張しました。

SIR2関連の遺伝子は大腸菌からヒトに至るまで広く分布し、広範な代謝に関わっていることがわかってきました。ヒトにはこの仲間の遺伝子が合計七個（SIRT1〜SIRT7）存在し、サーチュインと総称されています。

その後ガレンテのグループは、カロリー制限を課すと、ヒトの全細胞にあるサーチュイン遺伝子が活性化され、老化を抑制すると発表し、ヒトでもサーチュイン遺伝子は寿命に関係していることを強く示唆しました。

そしてさらに、カロリー制限という面倒なことをしなくても、ヒトのSIRT1遺伝子を活性化させるような物質が見つかったと報じられて大きな話題を呼びました。その物質とは赤ワインなどに含まれるレスベラトロールです。線虫とショウジョウバエにレスベラトロールを与えるとサーチュインの発現が増強され、寿命がのびたというのです。これを受けて、米国ではレスベラトロールがサプリメントとして爆発的に売れました。報告の集積もあって、サーチュイン説は盤石のように見えましたが、次に述べる反論がまた大きな衝撃を与えることになったのです。

†サーチュイン長寿遺伝子説は幻か？

先に述べた通り、サーチュインが長寿遺伝子であることに対する反論が「ネイチャー」誌に掲載されました。この論文はC・バーネットらロンドン大学のグループによるもので、著者は総勢二三人にのぼる大きな研究グループです（参考資料6）。研究グループの統括責任者であるD・ジェムは、以前よりガレンテらの研究には問題があるという風評を学会で聞いていましたが、その追試には積極的ではありませんでした。しかしサーチュイン説が学界の大勢を占めるに及んで、決着をつけるべく追試を開始したのです。

ジェムらの結論は、サーチュインの過剰発現による線虫の寿命延長は、サーチュインによるものではなく、その遺伝子操作の過程で生じた、サーチュインとは無関係なほかの遺伝子の変異によるものだ、というものでした。サーチュインを高発現して寿命がのびた線虫を、ほかの遺伝的背景を持った個体と交配させたところ、新しく生まれた個体はサーチュインの高発現は維持しましたが、寿命の延長は見られませんでした。

この論文ではショウジョウバエに関する研究も発表しています。大量発現するためにサーチュイン遺伝子を組み込んだDNAの中に、寿命の延長の原因となる遺伝子が存在するのであって、サーチュイン遺伝子自身が寿命の延長の原因ではないと結論しています。

先に述べた、レスベラトロールの投与実験を行った研究者は、レスベラトロールの効果は上述したようなサーチュイン以外の遺伝的背景とは無関係であり、彼らの結論は間違っていないと反論しています。

世界的な大手製薬会社グラクソスミスクラインは、サーチュインの増進剤を開発中のベンチャー企業を多額（七億二〇〇〇万米ドル）で買収しました。「ネイチャー」誌の論文に関してグラクソスミスクラインは、「(線虫やショウジョウバエのような）下等な生物に関する論文は、ヒトの健康や病気におけるサーチュインの役割を理解するうえでも、また、我々のこれら酵素を標的とした医薬品開発に対しても直接的なインパクトを与えるものではない」というメッセージを発表しています。ガレンテらの線虫やショウジョウバエの研究が正しいとしても、ヒトの健康にはもともと意味がなかったというわけです。しかし、線虫やショウジョウバエをもとにしたサーチュイン長寿遺伝子説が魅力的であったからこそ、同社はサーチュインに関連したベンチャー企業を買収したのは事実でしょう。いずれにしても、寿命をはじめヒトの健康に関することは、ヒトで実証するほかないのです。サーチュインはエネルギー代謝などに関係した酵素であることはわかっており、ヒトでもむろんなんらかの大切な役割は担っているでしょう。しかし、長寿のカギになるような役割を担っているかどうかについては、明らかな疑問符がついたわけです。

†カロリー制限の代償──感染症のリスク

これまで述べてきたように、カロリー制限は代謝の面で一連の好ましい変化を引き起こします。しかし、カロリー制限は栄養失調をきたさない範囲でなされたとしても、負の側面を持つこともわかっています。それは、感染症にかかりやすくなるという欠点です。カロリー制限によりナチュラルキラー細胞活性が低下し、インフルエンザウイルスによる感染に弱くなることが知られています。マウスをはじめ多くのカロリー制限の実験は、病原体が存在しないきわめて清潔な実験室で行われますので、このような感染症に関係する欠点は顕在化しません。

ところで、カロリー制限について厳密な実験が行われたのは、原生動物からサルまでであって、ヒトではそのような実験は不可能であることにも注目する必要があります。主な理由は二つあります。一つは、生まれたばかりの赤ん坊を、例えば一〇〇人ずつ二つのグループに分けて、対照グループでは食べたいだけ食べさせ、カロリー制限グループでは低カロリーの食事を一生にわたって与えることなど、当然ながら人道上許されません。二つ目は、ヒトの寿命は今や平均で八三歳に達しており、このような実験で結論を得るには最低一〇〇年間必要です。実験者のほうが先に死んでしまうでしょう。

実験的な裏づけがない限り、仮にサルでも証明されたからといって、ヒトのように特殊な生物にカロリー制限の原理が当てはまるかどうかは即断できないのです。ですから、ヒトの場合は短命だった人と長命だった人の食生活、体重などのデータを総合的に解析して推定するしかありません。その結果は、次に紹介するように、カロリー制限が長寿に直結するという結論には必ずしもなっていません。

✝低栄養はむしろ老化を早める?

『50歳を過ぎたら「粗食」はやめなさい!』(参考資料11)の著者である新開省二らは、延べ五〇〇〇人の高齢者を対象に一〇年単位の追跡調査を繰り返して、次のような意外な結果を導き出しました。(1)やせている人よりも太めの人のほうが長生きである。(2)総コレステロールは高めでもよい。

これは一見、カロリー制限をするほうが長寿になるという動物実験の結果と矛盾するように見えます。なぜでしょうか。それは、若い人と高齢者では健康を保持するための条件が異なってくるからです。若い人が脂肪分やカロリーの摂りすぎで、いわゆるメタボリックシンドローム（メタボ）になると、血管を詰まらせる原因になり、血管系の疾患や糖尿病のリスクが高まります。それを防ぐために、欧米型の肉食中心の食事ではなく、野菜や魚を中心としたどちらかというと和食型の「粗食」が大切という健康法が世の中に受け入れられました。これは、カロリー制限により寿命が延長するという見解と矛盾しません。

しかし、新開らの解析は、それを高齢者にそのまま当てはめるのは危険であると指摘しています。高齢者は「粗食」によって低栄養状態になると、病原体に対する免疫機能が低下し、再生機能が衰えて血管壁はもろくなるうえ、筋肉も弱くなり、認知症にもなりやすくなり、結局寿命を縮めることになる危険性が高くなるのです。

ヒトは四五〜五〇歳あたりから、例えば老眼といった老化現象が顕著になります。この年齢は、女性では閉経期に当たります。ヒトでは生殖期後のいわゆる老後の期間は平均三〇年もあり、このように長い老後を過ごす動物はヒト以外にはいません（参考資料1、2参照）。この年齢の人が多数出現したのは、高齢化社会が顕著になったごく最近のことで、人類の歴史でもこれまでになかった現象です。極端な言い方をすると、新たに出現した高齢者の大集団は、地球上で初めて経験する〝新人類〟なのです。ですから、カロリー制限による動物実験の結果が、この〝新人類〟にそのまま当てはまらなくとも不思議はないのです。

寿命を支える機能には、免疫機能、分子損傷の防止、再生機能の三つがありますが、この中で、免疫機能と再生機能は栄養状態と密接に関係しています。例えば、戦前は結核で死ぬ人が多かったのですが、その一因として栄養状態が悪かったことが指摘されています し、ホームレスのような栄養状態が悪い人の間では今日でも結核にかかる人が多いのです。また、低栄養状態では再生機能に関連する創傷（皮膚・粘膜などの外傷）の治癒が著しく遅れることがわかっています。高齢者では免疫機能や再生機能といった、寿命に密接に関係する機能を高く維持するためにも、低栄養状態は避けるべきでしょう。

ですから、動物実験での「カロリー制限は長寿につながる」という結論は、五〇歳過ぎのヒトには必ずしも当てはまらないのではないかというのが、著者の主張です。すると、同じ量のカロリーを摂るにしても、糖、タンパク質、脂肪のいずれに重きを置いたらよいかという点が問題になってきます。

†糖尿病はご飯よりステーキを食べなさい

日本人を含め東洋人は、遺伝的に糖尿病にかかりやすいことが知られています。糖尿病専門医の牧田善二による『糖尿病はご飯よりステーキを食べなさい』（参考資料12）というタイトルは、一見これまでの常識に反するように思われるかもしれません。しかし、そこには糖尿病患者の食生活に関する重要なポイントが潜んでいます。

糖尿病で恐ろしいのは合併症です。糖尿病を発症してから三年以上たつと、神経・腎臓・目に合併症があらわれ、「糖尿病性神経障害」「糖尿病性腎症」「糖尿病性網膜炎」などにかかります。ひどくなると失明したり、人工透析が必要になったりします。また、心筋梗塞《こうそく》や脳梗塞にもかかりやすくなります。

これらの合併症の大部分は、毛細血管など細い血管が老化するために起こります。血管が老化する主な原因は、血糖値が高い状態が長く続き悪い物質がたまってくることにあります。悪い物質の代表的な例が、コラーゲンのようなタンパク質と糖が結びついた物質である終末糖化産物（Advanced Glycation End-product）で、英語の頭文字をとってＡＧＥと呼ばれています。ＡＧＥの恐ろしさは、いったんできてしまうと消えることなく、烙印のように残ってしまうことです。コラーゲンは全身の結合組織に存在し、また血管の構成要素でもあるので、糖が付着しＡＧＥ化したコラーゲンではその柔軟性が失われ、それとともに血管も弾力を失いもろくなってしまうのです。さらに、ＡＧＥの蓄積はアルツハイマーの原因になることも指摘されています。

コラーゲンと同様に、赤血球に存在するヘモグロビンにも糖がつきます。その糖化の指標がヘモグロビンA1c（エイワンシー）で、食事の種類や量によりめまぐるしく変化する血糖値と異なり、A1cは過去一〜二カ月の血糖値を反映しています。そのため、ヘモグロビンA1c値で血糖値の状態を判断するのが世界的な基準になっています。

糖尿病を防ぐためには、血糖値のコントロールが何よりも大切です。肉や脂肪、アルコールなどは直接血糖値を上げませんが、ご飯やパンなどの炭水化物性の食品は直接血糖値の上昇につながります。そのため、まず大切なのは血糖値の上昇に直結する炭水化物の摂取に気をつける必要があるということになります。そこで「糖尿病はご飯よりステーキを食べなさい」ということになるわけです。タンパク質の摂取は血中のアルブミン濃度などを上げ、いわゆる低栄養状態の防止にもなります。したがって、高齢者にとっては、乳製品、肉、魚、豆腐などのタンパク質が豊富な食品を積極的に摂取し、炭水化物の摂取をやや控えめにすることは、二重の意味で好ましいのです。

食べる順番療法

糖尿病関係でもう一つ面白い研究（今井佐恵子ら）があります（参考資料13、14）。食事のときにはじめに野菜を食べ、次にご飯を食べると食後の血糖の上昇が抑制されるという

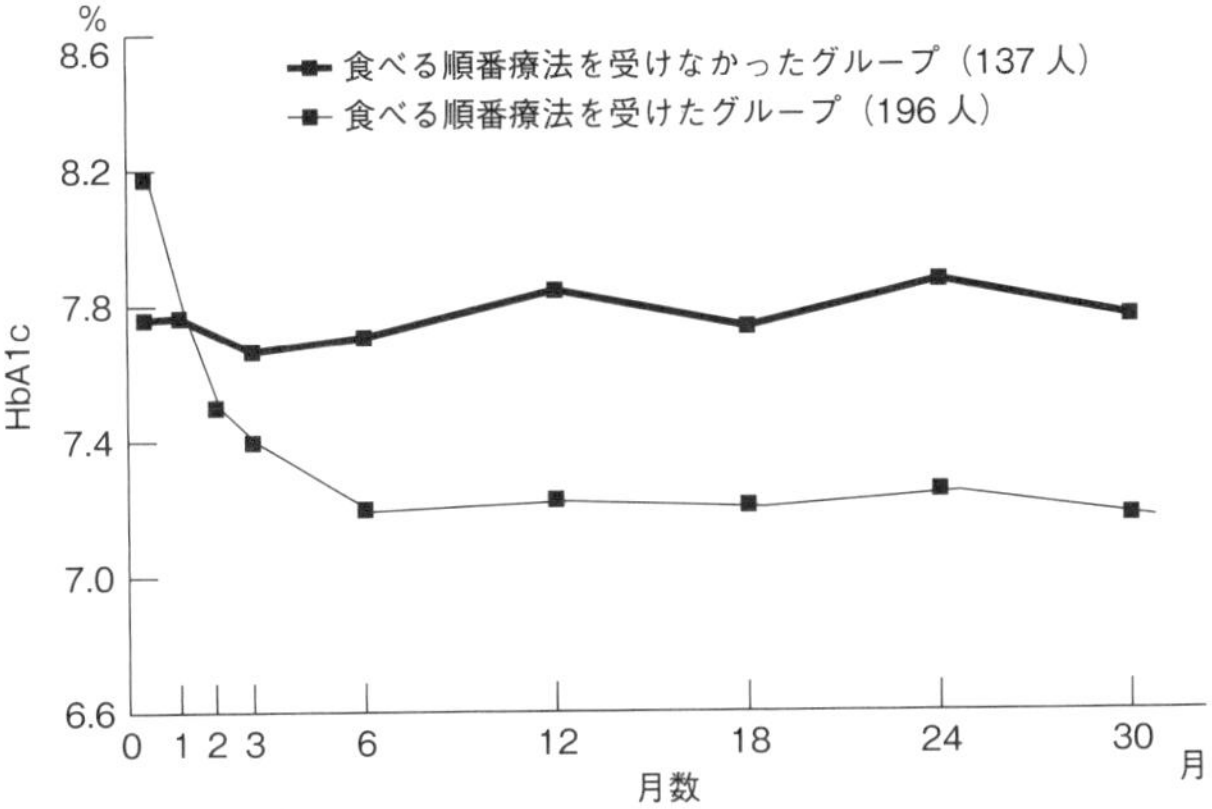

図8　A1c値に対する食べる順番療法の効果（今井、梶山ら『日本栄養士会雑誌』53巻12号、16-23頁、2010年より）

のがその主な内容です。野菜から先に摂取すると、ご飯から先に摂取した場合と比較して、三〇分後の血糖値は二一七±四一mg／dℓから一七二±三一mg／dℓへ、六〇分後には二〇八±五六mg／dℓから一八七±四一mg／dℓへと低くなりました。この差は統計的に有意でした。インスリンの値も三〇分後、六〇分後ともに有意に抑制されました。

血糖値をより長期的に判定できるヘモグロビンA1c値の推移で見ると、この「食べる順番療法」の効果は歴然としていました。順番療法を受けなかった一三七人と、受けた一九六人を三〇カ月にわたって追跡した結果が図8です。受けたグループでは、当初の平均八・二あったA1cの値は六カ月後には七・二前後に下がり、その後この値は維持されました。一方、順番療法を受けなかったグループでは、当初の平均七・八の値からほぼ横ばいでした。

先に野菜を摂取することによって、野菜に含まれる食物繊維が糖質の分解、吸収を遅らせ、その結果、食後血糖値の上昇抑制とインスリン分泌の節約効果につながった、と今井らは結論しています。野菜はよく噛んで食物繊維を細分化する必要がありますが、この療法は、誰でもできる簡単な方法ですし、食事は生涯続くわけですから、実用的にはかなり貴重な発見でしょう。

糖尿病患者に限らず、血糖値を安定させることは長寿にとって重要です。そのためには、急激な血糖の上昇を抑える食べ方と、カロリーを摂りすぎもせず、減らしすぎもしないバランスのとれた食事内容が大事になってきます。

†ミトコンドリア遺伝子――寿命のもう一つのカギ

長寿と遺伝子の関わりについて、最後にミトコンドリアの遺伝子について触れておきましょう。我々の体細胞には、細胞小器官の一つであるミトコンドリアが、細胞一個あたり一〇〇〜二〇〇〇個程度あります。ミトコンドリアは、かつては私たちの祖先の原始的真核細胞とは独立した、別の生命体であったと考えられています。原始的真核細胞がミトコンドリアを取り込むことで、それまでは毒物であった酸素から大きなエネルギーを得られる、より進化した真核細胞になりました。ミトコンドリアには遺伝子としてのＤＮＡが存在しますが、これはミトコンドリアが昔は独立した生命体であった名残でしょう。

ミトコンドリアは細胞内の発電所にたとえられます。ミトコンドリアでは、食べ物から摂取した水素が補酵素ＮＡＤＨ$_2$（ＮＡＤの還元型）として保持されます。ＮＡＤＨ$_2$はミトコンドリアの膜に存在する電子伝達系を介して、呼吸によってとりいれた酸素で酸化され、そのときエネルギーが発生します。ミトコンドリアの酸化的リン酸化によってＡＤＰ（アデノシン二リン酸）がＡＴＰ（アデノシン三リン酸）に変換されることで、このエネルギーはＡＴＰとして蓄積されます。酸化された補酵素ＮＡＤＨ$_2$はＮＡＤに戻り再利用されます。つまりＡＴＰは蓄電池のような役割をしており、生体の各所でエネルギーとして使用されるのです。生体が必要とする大部分（九〇％）のエネルギーはＡＴＰにいったん蓄えられます。

ヒトでは細胞分裂に伴うテロメアの短縮が老化のカギを握っていると述べましたが、一つの疑問がわいてくるかもしれません。筋肉細胞や神経細胞のように、成人になってからはほとんど分裂しない細胞はどうして老化するのだろうかという疑問です。その答えはこれから述べるミトコンドリアの老化にある可能性があります。

ＡＴＰをつくるときに必要なミトコンドリアの酸化的リン酸化に関連する酵素の活性は、

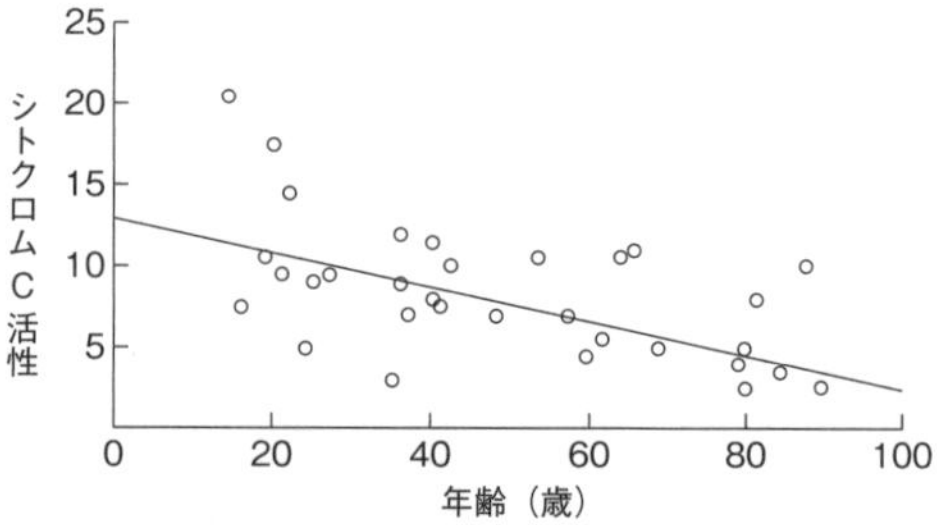

図9　加齢に伴うミトコンドリア酵素（シトクロムC）活性の低下（参考資料15より）

加齢とともに低下します。この低下はヒトおよび霊長類の筋肉、肝臓や脳で見られます。図9にはミトコンドリア酵素であるシトクロムCの、加齢に伴う活性低下が示されています。酵素活性がゼロになるのは一一〇〜一二〇歳あたりで、奇しくもテロメア長がヘイフリック限界に到達する一二〇歳、すなわちヒトの最大寿命にほぼ一致します（参考資料15）。シトクロムCは、上述したミトコンドリア膜での電子伝達系で働く酵素の一種です。また、ミトコンドリアの酵素活性低下と関連してミトコンドリアDNAが欠損することもわかっています。

　ミトコンドリア遺伝子は、ゲノム遺伝子と異なりヒストンのようなタンパク質で保護されておらず、また、周囲に活性酸素などが多いので、加齢とともに変異を蓄積しやすい運命にあります。するとミトコンドリアからの活性酸素の漏出が増大し、そのために細胞のいろいろな機能に障害を与えることが考えられます。そこで、老化はミトコンドリアが原因だとする、ミトコンドリア遺伝子変異蓄積説が提唱されているのです。

活性酸素が遺伝子変異の主要な原因の一つになっていることは繰り返し述べました。加齢に伴いミトコンドリアからの活性酸素の漏出が増すとすれば、ミトコンドリアは全身の細胞に存在するわけですから、老化、ひいては寿命に影響する大きな要因になっていることは否定できません。また、動物で寿命をのばすことがわかっているカロリー制限が、ミトコンドリアの数を増やす効果を持つことも興味深い現象です。

細胞分裂があまり活発ではない筋肉細胞や脳の神経細胞では、主にミトコンドリアの衰えが、老化、ひいては寿命と深く関わっている可能性が高いのです。また他方、活発に分裂する血液細胞、免疫細胞、腸管上皮細胞では、テロメアの短縮およびミトコンドリアの衰えが老化、寿命に関わっていることがわかってきました。そしていずれの解析でも、そこから引き出される寿命の限界が一一〇〜一二〇歳なのです。これは偶然の一致とは思えません。

本章のポイントをまとめると次のようになります。カロリー制限は、ヒト以外の動物では長寿に貢献することが確立されています。ただしそれは病原菌の存在しないきれいな環境下での話であり、カロリー制限による免疫機能の低下を考慮すると、多くの病原体に囲まれて生活するヒトにそのまま当てはまるかどうかは疑問です。とくに高齢者にとっては再生能力を維持するうえでも、むしろタンパク質などの十分な栄養を摂取することのほうが健康の維持に必要でしょう。

そして、長寿遺伝子として注目されたサーチュインについては、ごく最近それに反論する論文が発表され、サーチュインが寿命のカギを握っているかどうかについて疑問符がつけられました。さらに、サーチュインの研究は酵母、線虫、ショウジョウバエといった下等生物を使用したものが主で、仮にそれが正しいものであっても、ヒトの長寿に関係するかどうかは別問題であると考えられます。いずれにしても、サーチュインとヒトの寿命との関連については、ひところの熱気は冷め、その意義が見直されることになりました。

最後に長寿因子として注目されているラパマイシンという薬物について、簡単に触れておきましょう。ラパマイシンはマウスの動物実験によって寿命をのばすことがわかりました。mTORというタンパク質の活性を抑制するためとされています（参考資料16）。ラパマイシンおよびその誘導体には免疫抑制効果や抗腫瘍効果があり、米国では免疫抑制剤および抗腫瘍薬としてすでに認可されています。ですが、これもサーチュインと同様に、ヒトでも長寿因子として働くかどうかについて、今後の研究を待つ必要があります。

第四章

寿命を支える

——免疫機能と生体防御

†人類を苦しめてきた感染症

人類の主要な死因はごく最近まで感染症で、病といえばほとんどが感染症を意味しました。それは主に細菌やウイルスといった病原体によるもので、とくに犠牲になったのは生後間もない赤ん坊や幼児でした。感染症による死亡率の高さこそ、人類の寿命が長期にわたって短くとどまっていた大きな原因です。

日本では一九三〇年代から戦後にかけては結核菌による結核が死因の第一位でしたが、一九四九～五四年あたりに結核による死亡は激減しました。抗生物質をはじめとする化学療法剤の開発、ツベルクリン検査、BCGワクチンによる予防、胸部X線検査による患者発見、さらには栄養状態の改善などが相まった結果です。代わってその後は、悪性新生物(がん)、脳血管疾患、心疾患など、感染症以外が死因の上位を占めるようになりました(図10)。

世界の歴史を振り返っても、ペストや天然痘といった疫病がたびたび歴史を変えるほどの惨禍をもたらしてきたことがわかります。一四世紀のヨーロッパではペスト菌により引き起こされるペストが黒死病とも呼ばれて恐れられ、町によっては三人に一人がその犠牲となりました。ペストによる人口の激減が、宗教と学問の権威を失墜させ、中世的な秩序

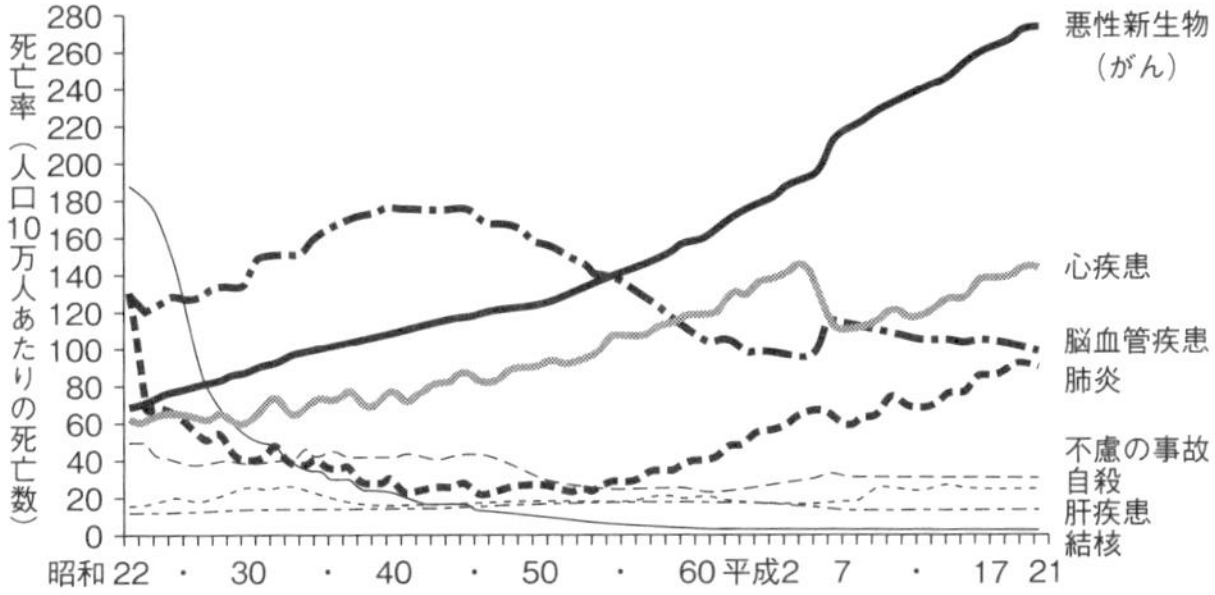

図10　時代とともに変わる死亡原因（厚生労働省『人口動態統計』平成21年より）

を破壊し、近代社会を促す要因の一つとなりました。

天然痘はペストと並んで人類を最も苦しめた疫病の一つで、天然痘ウイルスにより引き起こされます。天然痘は、それまで流行していなかった処女地に侵入するとくに猛威をふるいます。例えばアイスランドにおける一二四一年の流行では全人口七万人のうち実に二万人が天然痘で死にました。最も悲惨な例は、スペイン人の新世界（南米）侵略に伴って持ち込まれた天然痘で、それによりペルーのアステカ帝国では原住民の半数以上が死に、帝国の滅亡を早めました。

しかし感染症が猛威をふるっても、人類は、ワクチンや薬がなくとも完全には死に絶えることなく、今日まで生き残ってきました。人類以外の動物も、感染症で死に絶えることはめったにありません。なぜでしょうか。それは免疫という生体防御機能のおかげです。

この章では、感染症と日夜戦い、ヒトの寿命を支えている、免疫機能と生体防御の巧みなメカニズムを見ていきましょう。

†人類を救ったワクチン

ワクチンは免疫の原理を応用したものです。その発明のきっかけは、英国の地方の医師であったエドワード・ジェンナーによる天然痘ワクチンの開発でした。ジェンナーは、天然痘に似ているが重篤ではない牛痘という感染症に牛から感染した乳搾りをする女性は、天然痘にかからないことに注目しました。そこで、その女性の牛痘ウイルスを含む膿をジェームス・フィップスという八歳の少年の腕に接種し、六週間たってから今度は天然痘ウイルスを接種しました。少年は、天然痘にかからなかったのです。

ジェンナーは短い論文を一七九一年に英国学士院の雑誌に投稿しましたが、「アイディアはあまりに革命的であり、また実験例数が少なすぎる」という理由によって掲載を拒否されてしまいました。一年後に彼は"An Inquiry into the Causes and Effects of Variolae Vaccinae . . . known by the Name of Cow Pox."(「牛痘の名前で知られる、牛の天然痘により引き起こされる出来事と効果に関する考察」)というパンフレットを刊行しました。このVariolae Vaccinae(牛の天然痘)がワクチン(vaccine)の語源となったのです。

その後、病原性が弱く、天然痘ウイルスと近縁であるワクチニアウイルスを用いたワクチンが広く使われるようになり、天然痘の発生は激減しました。一八〜一九世紀のスウェーデンにおける天然痘による死者数の推移（図11）を見ても、ワクチンの強制接種の効果は明瞭です。

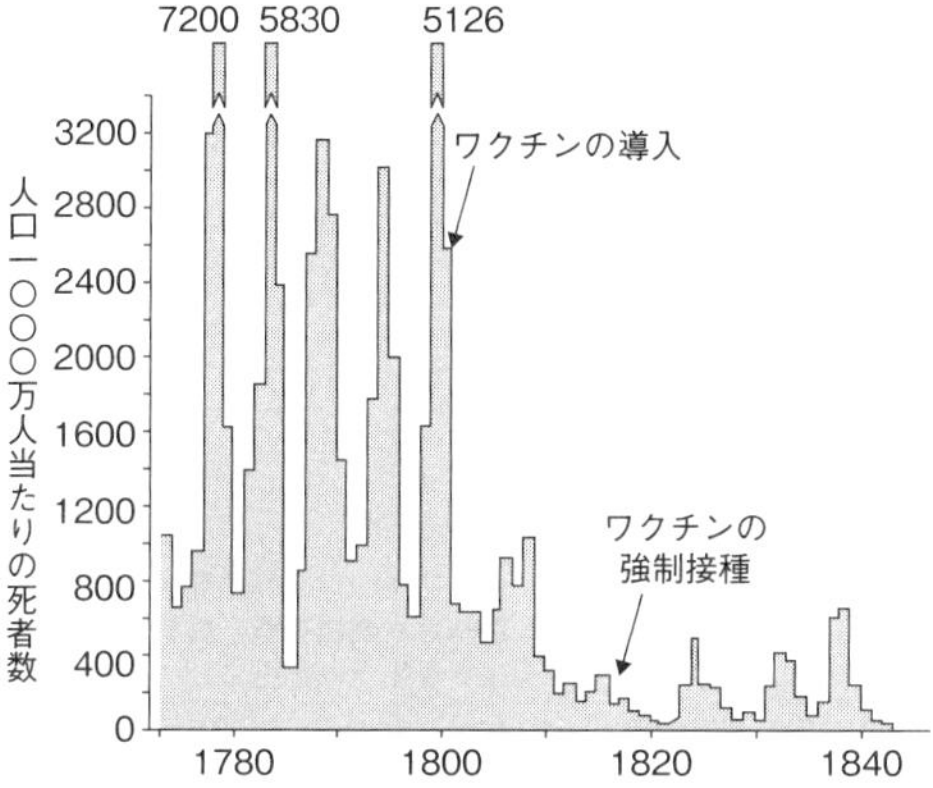

図11　スウェーデンにおける種痘実施前後の天然痘による死者の推移（1722〜1843年）（参考資料20のHendersonの著書より）

ワクチンの原理は天然痘にとどまらず、結核、麻疹《ましん》、ポリオ（小児麻痺）、おたふくかぜなど、細菌性およびウイルス性の感染症に広く応用されていて、その貢献は計り知れません。細菌感染に対しては、その後に開発された抗生物質などの化学療法剤も威力を発揮しましたが、ウイルス性疾患に対してはごく最近に至るまでは有効な抗ウイルス剤は開発されず、ワクチンがほとんど唯一の感染予防手段でした。また、抗生物質は強力な菌の増殖抑制作用を発揮しますが、体の隅に潜む細菌を絶滅することはできず、最後は生体の側の免疫の力を借りる必要があります。その証

種類	項目	関連事項
物理的防御	皮膚、粘膜	ケラチン層 汗腺（乳酸、脂肪酸） 涙、唾液、鼻汁中のリゾチーム 胃液の胃酸や消化酵素
自然免疫	発熱	感染による免疫反応が主因
	血漿中の抗菌物質	凝集因子RaRFのような各種レクチン、補体タンパク質
	細胞の因子	インターフェロン RNA干渉 トル様受容体
	白血球	マクロファージ、好中球、好酸球、好塩基球、肥満細胞、樹状細胞、ナチュラルキラー細胞
獲得免疫	液性免疫（B細胞&T細胞）	抗体
	細胞性免疫（ヘルパーCD4T細胞、キラーCD8T細胞）	ウイルス感染細胞、がん細胞の除去 インターフェロンの産生、遅延型アレルギー反応

表1　免疫機構の一覧

拠に、免疫不全となったエイズ患者では、抗生物質投与だけでは細菌を完全には駆逐できません。

獲得免疫とは何か

ジェンナーの開発した天然痘ワクチンは、病原体に一度出会うと免疫がつくられるという原理を応用したものです。一度、牛痘にかかるとそれに似た天然痘に対しても有効な免疫が獲得される――このような免疫を「獲得免疫」といいます。

ワクチンの研究から免疫の研究が進み、現在では、獲得免疫以外にも多様な「自然免疫」があることや、皮膚や粘膜も免疫を担っていることがわかっています（表1）。これについては後ほど説明しましょう。

まず、獲得免疫のしくみから見てみましょう。細菌やウイルスといった病原体に出会うと、生体は病原体の構成成分である抗原を特異的に認識して記憶します。そして、生体が二度目に同じ病原体に出会ったときには強く反応してそれを効果的に排除する能力を獲得します。

獲得免疫で重要な役割を果たす細胞には三種類あります。リンパ球である①B細胞、②T細胞、および抗原を提示してT細胞が認識しやすいようにする、マクロファージや樹状細胞のような③抗原提示細胞です。

①B細胞

B細胞は抗体をつくります。抗体は、病原体やがん細胞などの標的にある抗原エピトープ（抗体分子が認識して結合する抗原の特定部位。以下単に「抗原」とも言う）を特異的に認識します。こうして抗体は病原体やがん細胞を認識して結合し、単独で、あるいは補体やほかの細胞の協力を得てそれを攻撃し、不活性化したり殺したりします。B細胞の表面上にある抗体分子が抗原を認識し、その刺激で抗体を分泌します。したがって、抗原を認識する細胞表面の受容体と、分泌される抗体は、基本的には同じタンパク質です。

ところで一つのB細胞の表面に存在する抗体分子はすべて同じで、一つの抗原エピトープにのみ特異的に向けられています。B細胞が抗体をつくるには、次に述べるT細胞の助けが必要です。

②T細胞

T細胞は心臓の上部にある胸腺《きょうせん》という器官でつくられます。胸腺では自分の体の抗原に反応する細胞は除かれ、異物と反応する細胞のみが分化して、末端のリンパ節や脾臓《ひぞう》といった免疫器官にすみつきます。

T細胞の表面には抗体分子とは異なる抗原受容器があり、B細胞と同じように、一つのT細胞は一つの抗原エピトープのみを認識します。ヒトのT細胞は、ヘルパー（救助）／インデューサー（誘導）細胞であるCD4T細胞とキラー（細胞傷害）細胞であるCD8T細胞にわかれます。ヘルパーCD4T細胞は、B細胞が認識するエピトープとは異なる同一抗原上のエピトープを特異的に認識して、B細胞が病原体を正しく認識して抗体をつくるのを助けます。

インデューサーCD4T細胞は、種々のリンフォカイン（免疫反応を調節するT細胞・B細胞の増殖因子、マクロファージ活性化因子、インターフェロンなど）を産生します。また、ツベルクリン反応に見られるような遅延型アレルギー反応も引き起こします。

キラーCD8T細胞は、ウイルスに感染した細胞やがん細胞など、正常から逸脱した細胞を攻撃して殺します。

③抗原提示細胞

じつは、T細胞はB細胞と違って単独では抗原を認識できないので、マクロファージや樹状細胞のような抗原提示細胞の助けを必要とします。私たちの細胞の表面に存在する抗原の中でとくに重要なものに、ヒト白血球抗原（HLA）があります。このHLAが、抗原提示のしくみに大きく関わっています。

本書ではHLAがあちこちに出てきますので、簡単に説明しておきましょう。HLAは臓器移植をする際に、拒絶反応の主な原因になる抗原です。言い換えると、HLAのタイプは個体により異なり、免疫的な自己標識ということもできます。HLAにこのような個体差があるのはなぜでしょうか。それは次に説明するように、T細胞による免疫での抗原認識に深く関わっているからです。HLAのタイプの違いによって病原体の抗原認識能力には差が出てきます。そうすると、ある疫病が蔓延して多くのHLAのタイプの人が死んでも、それとは異なるタイプの人は生き残ることができます。すなわち、種として人類全体の生存を考えた場合、HLAのタイプを多様化しておくことは人類全体の生き残りを図るうえでは有利なのです。

T細胞が異物としての抗原を認識するには、まず抗原提示細胞の中でその抗原が部分的に分解され、分解された抗原断片がHLA抗原と一緒になって抗原提示細胞の表面に提示されます。細胞表面では、異物の抗原断片がＨＬＡのポケットの中に入って提示されてい て、Ｔ細胞はそのポケットにはまっている抗原断片とＨＬＡ抗原を全体として認識するのです。ですから、ＨＬＡのタイプの違いで抗原認識に差が生まれ、上述したように、病原体の認識能力に差が生まれるのです。

ＨＬＡは組織適合抗原とも呼ばれ、自己と非自己を認識するので、臓器移植の際に拒絶反応を引き起こす主要な抗原でもあります。そのため、臓器移植を受ける際は、提供者のＨＬＡ抗原のタイプが受容者のタイプに限りなく似ていることが好ましいのです。

†獲得免疫の不思議

獲得免疫は驚くべきことに、ほとんどあらゆる抗原に対応しており、例えばこれまで人類が一度も出会ったことのないような化学合成した化合物に対しても抗体がつくられます。その抗体分子の種類は一〇〇万種以上と見られますから、まさに「備えあれば憂いなし」です。ところが、ヒトの遺伝子の数は全ゲノムＤＮＡの解析から二万二〇〇〇程度と言われています。とてもすべての抗体に対応するだけの遺伝子は存在しえません。では抗体分子の遺伝子はどのようになっているのでしょうか。これは長い間の謎で、免疫学が多くの研究者を引きつけたテーマでもありました。

この謎は、利根川進らによって解明されました。遺伝子の組み換えで多様な抗体分子に対応する遺伝子がつくられることが判明したのです。もとになる遺伝子の数は少ないのですが、その組み合わせによって無限ともいえる多数の遺伝子をつくることが可能になるのです。T細胞の抗原受容体も同様のメカニズムで多様化し、膨大な数の抗原を認識することが可能になっています（参考資料17）。例えば、それぞれの抗原エピトープに対応するB細胞は少なくとも一個存在し、このエピトープに対応する抗体分子（受容体分子）の遺伝子を一つ持っています。抗原に出会うと、同一細胞が増殖しクローンを形成します。B細胞にもT細胞にも、膨大な数の抗原エピトープに対応する、異なる細胞クローンが存在することになります。

このように、抗原に一度出会うと対応するB細胞とT細胞が増殖し、それぞれのクローンのサイズが大きくなります。その結果二度目に同一抗原に出会った場合は多数の細胞で効率よく対応できるのです。これが、免疫記憶の実態であり、獲得免疫の最も本質的な部分です。B細胞やT細胞が数を増やす前に、病原体が体を征服してしまうことがなければ、このしくみによって我々は病原体を駆逐し、生き延びることができるのです。

✝自然免疫の主役――細胞性因子

免疫というと獲得免疫を思い浮かべる方が多いでしょう。しかし、動物には病原体に出会う前から生体にあらかじめ備わっている、自然免疫という免疫機能もあります。

自然免疫の主役を演じるのは細胞性因子です。細胞性因子には好中球、好酸球、好塩基球といった多形核白血球（顆粒球）やマクロファージ、樹状細胞、ナチュラルキラー細胞といった単核球があり、細菌を貪食《どんしょく》したり、殺したりします。

白血球の場合、殺菌作用を及ぼすために、活性酸素やフリーラジカル（遊離基）を発生させます。フリーラジカルとは、対になっていない電子（不対電子）を持つ化合物です。一般に電子は対になることで安定化するので、不対電子を持つフリーラジカルは反応性に極めて富んでいて、強い殺菌作用を示すのです。スーパーオキシドやヒドロキシラジカルのような活性酸素もフリーラジカルです。

なお、活性酸素をはじめとするフリーラジカルはあとで述べるように（九九頁）、DNAに障害を起こし、細胞老化やがん化の原因になるので一般には悪者と思われていますが、ときにはこのように役立つこともあるわけです。母乳中に大量に含まれるキサンチンオキシダーゼという酵素は、母乳が空気に触れると活性酸素を発生させて、強力な殺菌作用を発揮します。ですから、この酵素も広い意味での自然免疫の担い手と言えるでしょう。

ナチュラルキラー細胞は、ウイルス感染細胞や腫瘍細胞のように異常をきたした細胞を殺します。ウイルスは細胞内でしか増殖できないので、ウイルス感染細胞を殺すことは結果としてウイルスを駆逐することになります。またナチュラルキラー細胞にはがん細胞を殺す働きもあります（九七頁）。

†自然免疫のさまざまな脇役

自然免疫には幅広い機能が含まれます。発熱も広義には自然免疫に含めることができます。発熱は病原体の感染により引き起こされる炎症反応や免疫反応などによって生じます。不快感や脳に対する悪影響など、体にとって不都合なことも多いのですが、体内に侵入したウイルスのような病原体の増殖を抑えたり、免疫系を賦活化したりする、一種の重要な防御反応でもあります。高熱のときに、脳への傷害などを考慮してやむをえず解熱剤《げねつざい》を使うことがありますが、むやみに解熱剤を使うのはかえって防御反応を抑制することになり、好ましくない面もあります。

皮膚や粘膜なども、忘れられがちですが、体の表面を覆う物理的バリアーとしての重要な生体の防御機構です。皮膚の表面は強靭なケラチン層で覆われていて、ウイルス、細菌、寄生虫などの侵入を物理的に防いでいます。さらに汗腺から出る乳酸や脂肪酸にも抗菌作用があります。口腔内や腸管などの粘膜も体外に接しています。粘膜には、涙、唾液、鼻汁などの体液が分泌されますが、これらの体液に存在するリゾチームという酵素は、細菌の糖でできている外壁を消化することで、抗菌活性を示します。

このほかに、血漿《けつしよう》中にはレクチンというタンパク質があり、これは昆虫にも存在する、最も古い免疫システムの一つと考えられています。レクチンは、細菌の表面にある糖と結合して抗菌活性を示します。例えば凝集因子RaRFはレクチンの一種ですが、抗体が産生される以前の感染初期に働く生体防御因子です（前抗体とも呼ばれます）。このような免疫や炎症反応に関わっているレクチンなどの血液中にあるタンパク群のことを、補体タンパク質と言います。抗菌活性があり、また、先に述べた獲得免疫によりつくられる抗体タンパク質とも共同して抗菌活性を示します。

ウイルスに対してはどうでしょうか。細胞にウイルスが侵入すると、インターフェロンが放出され、抗ウイルス効果を発揮します。また、ＲＮＡ干渉と呼ばれる現象もあります。ウイルスは細胞構造を持たず、遺伝子とタンパク質より構成される粒状体です。遺伝情報としては、ＤＮＡかＲＮＡをタンパク質の殻の中に持っています。ＲＮＡを持つＲＮＡウイルスが宿主の細胞内に侵入すると、細胞はその二本鎖ＲＮＡに干渉して、二一塩基対程度の短い単位に切断し、siRNA（低分子干渉RNA）をつくります。siRNAは、酵素と一緒になってウイルスのRNAから転写されるメッセンジャーRNA（mRNA）を分解することで、侵入したウイルスの増殖を防ぎます。このRNA干渉の原理は、核酸医薬としての応用が期待されています（一三九頁）。

ところで、二〇一一年度のノーベル医学生理学賞は自然免疫の分野の三人の研究者、米国スクリプス研究所教授のブルース・ボイトラー、仏国ストラスブール大学教授ジュール・ホフマン、米国ロックフェラー大学教授のラルフ・スタインマンに贈られました。スタインマンは樹状細胞を発見しましたが、残念なことに受賞前にすい臓がんでなくなりました。ノーベル賞は死者には授与されませんが、今回は発表後に亡くなったことがわかったために授賞は取り消されませんでした。スタインマンは自らが考えた、樹状細胞を使ったがん免疫療法を受けていたとのことです。

†トル様受容体の発見

最近、トル様受容体と呼ばれるタンパク質が、自然免疫で重要な役割を果たしていることがわかって注目されています。トル様受容体はヒトばかりでなく昆虫にも見つかっているので、かなり原始的な防御機構だと考えられます。先に述べたホフマンはトル様受容体の発見でノーベル賞を受賞したのですが、ほとんど同時に同様の発見をした審良静男《あきら》（大阪大学フロンティア研究センター教授）は惜しくも受賞を逃しました。スタイトマンの死がもう少し早くわかっていたならば審良が受賞したであろうということで、学界では話題になりました。

この受容体は、宿主にはないけれど細菌やウイルスの表面には存在する、抗原や内部の核酸などを異物として認識します。その異物の範囲は広く、病原体表面のリポ多糖（リポとは脂質のこと）、リポタンパク質、さらにはウイルスの二本鎖RNAや細菌やウイルスにのみ存在するメチル化されていないシトシン、グアニンの連続した配列であるCpGモチーフを持つDNAまでが含まれます。トル様受容体は宿主の細胞表面にも発現することもありますが、かなりのものは細胞内の膜構造に発現しています。ウイルスや細菌のRNAやDNAは細胞に取り込まれた後にトル様受容体で認識され、その結果病原体の排除機構が活性化されます。

ところで、結核の予防ワクチンであるBCG菌体のDNAには、自然免疫を増強する効果があります。私たちの体の遺伝子でもあるDNAになぜそんな効果があるのでしょうか。じつはここにトル様受容体が関わっています。山本三郎（元国立予防衛生研究所）らはBCG菌体のCpGモチーフを含むDNAの配列に強い活性があることを明らかにし、それによりBCG菌体が異物として認識されることで自然免疫が強まることがわかりました。この発見はほかの研究者によるトル様受容体の発見に結びつきました（参考資料18）。ちなみに私たちの体のDNAにもCpGモチーフは当然存在しますが、細菌と異なりメチル化されているので、異物として認識されないのです。

このように、生体はさまざまな自然免疫を駆使して、病原体やがんから体を守るための防備を固めています。これらの自然免疫は、私たちの祖先がまだ下等な生物であったころから、着実に構築されてきたのです。昆虫のような下等な生物にも原始的な免疫機能が備わっており、生物進化とともに高度な機能へと進化してきました。病原体との闘いの過程で、まず自然免疫が構築され、その土台の上に獲得免疫が築かれたのです。また、自然免疫の活性化は獲得免疫の活性化にもつながり、自然免疫で活躍する液性因子や細胞は、獲得免疫でも活躍しています。私たちの体はこのようにして十重二十重の防御網を張り巡らせて、病原体から体を守っているのです。

†免疫の代償——自己免疫疾患とアレルギー

免疫は生体にとって必須の機能ですが、この機能が本来の生体防御、すなわち病原体やがんからの防御以外に働くと、いろいろな不都合な現象が起きます。以下に述べる自己免疫疾患やアレルギーは、防御機能としての免疫に対して支払う代償と見ることもできます。

自己免疫疾患とは、自分の体の細胞がリンパ球の攻撃を受けて破壊されて引き起こされる疾患です。上述したように、B細胞やT細胞といったリンパ球はあらゆる抗原に対して反応できる細胞クローンを備えています。ということは、自分の体を構成するタンパク質などの抗原、すなわち自己抗原に対しても反応するB細胞やT細胞が存在することになってしまいます。このような不都合な反応を防ぐために、自己抗原に対して反応するリンパ球は、禁止クローンといわれ、発生の段階で排除されています。その結果、自分の体の成分に対しては通常は免疫反応が起きません（免疫寛容と呼ばれます）。

しかし、なんらかの原因で自己の体の成分に対して免疫反応が誘導され、自分の体の細胞がリンパ球の攻撃を受けて破壊されることがあります。このような自己免疫疾患には、関節リウマチ、全身性エリテマトーデスのような膠原病《こうげん》、あるいは潰瘍《かいよう》性大腸炎、重症筋無力症などの、重篤な、いわゆる難病に指定されているものも少なくありません。再生医療の治療例（一七二頁）で紹介する1型糖尿病は、自己免疫反応のためにすい臓のβ細胞が破壊され、その結果インスリンが分泌されなくなって引き起こされるものです。

また、生体にとって有害な抗原に対してのみならず、ときにはあまり害のない、スギ花粉やダニの死骸といったものに強い免疫反応が誘導されることがあります。このような免疫反応はアレルギー反応と呼ばれます。原因となる抗原はアレルゲンと呼ばれます。アレルギー反応で主役を演じるのはIgEと呼ばれる抗体で、肥満細胞の上で抗原と結合するとヒスタミンが大量に放出され、アレルギー反応を引き起こします。鼻粘膜に存在する肥満細胞がスギ花粉と反応すると、ヒスタミンが放出され、激しいくしゃみが出ます。

多くのアレルギー反応は不快感を伴うものの、命に関わることはありません。しかし、卵、エビ、カニ、ソバなどの通常の食品、あるいはペニシリンなどの薬剤に対して強いアレルギー反応を示すことがあります。このような場合には全身性のショックを起こして命に関わることも珍しくありません。アレルゲンの種類は多く、近年はアレルギー患者が増加していると言われています。

†加齢とストレスによる免疫機能低下

ワクチンや化学療法剤のおかげで感染症は減少し、感染症は先進国では主要な死因ではなくなりました。

しかし、高齢化社会の到来で、人口の老齢化にともなって免疫機能が低下した人の割合が増えつつあります。がんや脳梗塞などの血管系の疾患でも、免疫機能の低下に伴い感染症を合併することも多く、感染症が直接の死因になることも珍しくはありません。これらの状況は、六三頁の図10に示されている、肺炎による死亡（死因の第四位）の確実な増加にも反映されています。ちなみに、高齢者の肺炎の多くは肺炎球菌によって引き起こされ、命に関わることも多いので、希望者は肺炎球菌ワクチンを受けることができます。

では、なぜ加齢に伴って免疫機能は低下するのでしょうか。

胸腺という臓器は、T細胞を末梢《まっしょう》のリンパ節や脾臓といった免疫組織に供給しています。不思議なことに、ヒト胸腺細胞の実質重量は生後一二カ月あたりが最大で、その後加齢に伴い萎縮してゆくのです。一歳のときを一〇〇％とすると、一〇歳では六〇％、二〇歳で四〇％、三〇歳で三〇％程度、そして六〇歳以降では数％になります。

胸腺の萎縮が直接、免疫機能の低下に結びつくわけではありませんが、加齢に伴うこのような胸腺の萎縮は、免疫機能が加齢とともにやがて低下することを象徴しているようにも見えます。事実、免疫機能は三〇歳あたりをピークとして、その後加齢にともない低下し、感染症などにかかりやすくなります。また、がん細胞に対して抑制的に働くナチュラルキラー細胞も一五歳前後をピークとして加齢とともに減少します。長寿になればなるほど、感染症のリスクは高まっていくということになります。

加齢と並んで、免疫系にとくに大きく影響するのはストレスです。

二〇一一年三月一一日に東日本大震災が起きた際に、被災地でのインフルエンザをはじめとする伝染病の危険が指摘されました。それは、単に衛生状態が悪くなることだけではなく、人々が劣悪な環境で生活するために、免疫機能が低下するのもその一因です。

ストレス学説の提唱者ハンス・セリエは、生体が外傷、中毒、寒冷、伝染病のような刺激にさらされた場合に、その刺激の種類に関係なく似たような反応が生じることを発見しました。その反応の一つに副腎皮質《ふくじんひしつ》ホルモンの分泌増加があります。代表的な副腎皮質ホルモンとしてはコルチゾールがあります。コルチゾールは血糖値の上昇などを引き起こし、これは一種の緊急時への対応反応と考えられます。

しかし、コルチゾールは免疫を抑制する作用も持っていて、自己免疫病やアレルギーなどの治療に薬として使用されます。ですから、ストレスが続けば当然免疫機能が低下するのです。このように、内分泌学的にもストレスが免疫機能を低下させることが裏づけられています。

最近『体を温め免疫力を高めれば、病気は治る』（参考資料19）という本が出版されています。古くより寝冷えすると風邪をひくと言われていますが、冷えもストレスの一つで、血行を悪くし、免疫機能の低下につながります。

逆にいえば、過度のストレスを感じないような快適な生活は免疫機能を高めることにもなります。あとでも詳しく述べますが、長寿のためには、肉体ばかりでなく精神的にも健康な生活を送ることが大切なのです。

†新たな感染症の脅威

感染症の脅威は、完全に過去のものになったわけではありません。二〇世紀末にはエイズ（後天性免疫不全症候群）が世界的に蔓延しましたし、スペイン風邪のような強毒のインフルエンザも定期的に流行しています。

①エイズ

エイズウイルスはアフリカの奥地で長い間潜んでいたのですが、交通機関の発達、薬剤のうち回し、あるいはホモセクシャルといった現代の人間活動の変化により、一九八〇年の初頭に突如姿を現すと、あっという間に世界中に広まりました（参考資料17）。エイズウイルスの恐ろしい点は、感染防御で主役を演じるT細胞の一種であるCD4T細胞を崩壊に導くことにあります。これは相手の防衛システムをまず破壊するという極めて巧妙な戦術です。幸いにも血液診断の発達や、優れた抗エイズ薬の開発などにより、先進国では流行に歯止めがかかるようになりました。しかし、抗エイズ薬は高価であり、アフリカなどの低開発国ではエイズはいまだに深刻な感染症です。

②新型インフルエンザ

一九一八〜一九年にかけて、スペイン風邪は全世界で五〇〇〇万人もの死者を出しました。このような新型インフルエンザは、今日でも先進国を含めた世界の脅威です。米陸軍病理学研究所のジェフリー・タウベンバーガーらの研究チームは、一九一八年当時のスペイン風邪の犠牲者のホルマリン固定の組織、およびアラスカの永久凍土に埋葬されていた女性から取り出した組織を用いて一連の分子生物学的解析を行いました。ウイルスゲノムRNAを取り出し、全塩基配列を推定したところ、このウイルスはトリ由来で、ヒトに感染能を持つH1N1亜型インフルエンザウイルスでした。また、米国の疾病対策センターのテレンス・タンピーは、ゲノム情報をもとにウイルスを人工的に作製することに成功しました。この人工ウイルスの動物実験の結果では、強毒性が証明されました。

わが国を含めた多くの国で、ニワトリがH5N1型の鶏インフルエンザウイルスに感染して死亡するケースが報告されていますし、東南アジアではヒトが鶏インフルエンザにかかって死亡するケースも報告されています。しかし、ヒトからヒトへの感染は起きていません。

インフルエンザウイルスでは、異なるウイルスの断片化したゲノムRNAが混ざり合って(遺伝子再集合)、比較的容易に新種のウイルスがつくられます。病原性の強いH5N1型の鶏ウイルスの遺伝子とヒトウイルス遺伝子が遺伝子再集合し、新たに変異したヒト型ウイルスが生じた場合、ヒトからヒトへと感染し、スペイン風邪のような大流行が起きるのではないかとして警戒されています。

この型のインフルエンザの恐ろしい点は、呼吸器から感染したウイルスがリンパ節などの関門を突破して直接血流中に侵入し、各種臓器を冒すことです。適当な治療を受けない場合の致死率は六〇％に達するという予測もあります。救いは、現在はタミフルのような抗ウイルス剤が開発されていることと、遺伝子工学の技術を応用することでスペイン風邪のような最悪の事態は回避されるワクチンの開発が可能なことです。そのおかげで、新型インフルエンザワクチン（トリ・H5N1型）はすでに開発されており、その臨床試験が国立病院機構東京医療センターで実施されています。

③バイオテロ

天然痘ワクチンを発明したジェンナーの偉業は、一九八〇年に世界保健機関（WHO）による、世界からの天然痘の根絶宣言という形で実りました。まさに人類英知の結晶でした。天然痘根絶計画では「サーベイランスと封じ込め計画」が実施され、患者の発見およびその周辺の未接種者へのワクチン接種が徹底して行われ、患者の自宅隔離も行われました。このようなきめ細かな作戦が功を奏し、一九八〇年には天然痘の根絶がWHOにより宣言されました。ワクチン接種による副作用の危険性だけが残ったために、接種は世界各国で廃止されました。根絶から三〇周年を迎えた二〇一〇年には、各種の記念行事も催されました（参考資料20）。

ところが一方で、二〇〇一年九月一一日の米国同時多発テロおよびそれに続く米国での炭素菌によるバイオテロリズム（バイオテロ）の発生が、状況を一変させました。旧ソ連からの天然痘ウイルスをはじめとする生物兵器の流出の可能性も指摘され、天然痘ウイルスによるバイオテロが懸念されるようになったのです。米軍は大々的に天然痘ワクチン接種を復活させました。その際に使用されたワクチンによって、心筋炎という副作用が起こることが報告されており、より安全なワクチンの開発が待たれています。

幸い日本には、筆者も研究に携わったことのあるLC16m8という優れた天然痘ワクチンがあり、現在バイオテロに備えたわが国の国家備蓄ワクチンになっています。二〇一一年米国の政府機関は、LC16m8ワクチンを生産・管理している日本の化学及血清療法研究所と、臨床試験などを行うための大型の契約を結びました。

天然痘ウイルスは、米国とロシアの二カ所の研究機関で厳重な管理のもとに保管されています。それを廃棄すべきかどうかが議論されていて、この件に関して近く国際会議がもたれます。しかし、分子生物学の進展によって哺乳動物に感染可能なトリ型インフルエンザウイルスがすでに人工合成されましたし、天然痘ウイルスをつくりだすことも可能です。その意味でも、バイオテロの新たな脅威が生じているのです。

†あなどってはならない身近な感染症

老化は足からくるとよく言われます。骨折などで歩けなくなると急速に全身に衰えが来るのです。体力の衰えとともに免疫力が低下し、普段なら悪化することのない感染症でときには死に至ります。風邪をこじらせて肺炎にかかることも多いですし、肺炎は日本人の死因の第四位です。

身近にある感染症の病原菌が、ときに重大な病気を引き起こす例として、歯周病菌があります。八〇二〇《ハチマルニイマル》運動という、八〇歳で二〇本の健康な歯を持とうというキャンペーンが行われていますが、健康な歯が重要なのは、栄養補給を十分に行うためだけではありません。じつは、歯肉炎や歯槽膿漏《しそうのうろう》の原因となる細菌である歯周病菌が、さまざまな病気の原因になっていることがわかってきました。例えば、歯磨きの指導をしたら、肺炎にかかる人が減った老人施設が知られています。これは、口内の細菌を減らすことで、飲み物や食べ物を誤って気管支に入れてしまう誤嚥《ごえん》による肺炎を防ぐことができるためです。

糖尿病の人が歯茎などに炎症が起きる歯周病になりやすいことは、前から知られていました。糖尿病になると免疫が低下して感染症にかかりやすくなるからです。しかし、逆に歯周病菌がさまざまな病気を引き起こすというのです。なぜでしょうか。

歯周病と糖尿病を合併して発症した患者に、抗菌薬を投与して歯周病を治療したところ、血糖値のコントロール状態を示すヘモグロビンA1c値も改善される例が多数報告されました。これは、感染した炎症部位から放出される腫瘍壊死《えし》因子のようなサイトカインに、血液中の糖の取り込みを抑制する作用があり、これが血糖値の上昇につながっていると考えられるからです。

さらに、歯茎の炎症部に巣くう歯周病菌が血流中に出て体内をまわり、心臓や脳の血管に血栓をつくる原因になることも指摘されています。そのため、口の中の慢性的な炎症や歯周病菌が、心筋梗塞や脳梗塞の原因にもなるのです。

免疫と生体防御のしくみは、極めて複雑かつ精緻につくりあげられていますが、病原体の作用もまた複雑です。感染症はがんの原因の一つにもなっているのです（一三五頁）。長寿をまっとうするためには、さまざまな感染症への対策を怠ってはならないでしょう。

第五章
遺伝子を守る
——放射線や酸化ストレスとの闘い

福島原子力発電所の事故で放出された放射線の影響が、さまざまに論じられています。放射線が恐ろしいのは遺伝子の担い手であるＤＮＡに損傷を与え、その結果、発がんなどの危険が生じるからです。しかし、放射線以外にも遺伝子に損傷を与えるものがあります。じつは私たちの体の中では、遺伝子に損傷を引き起こす活性酸素やフリーラジカルといった物質が絶えずつくられているのです。放射線によるＤＮＡ損傷も、その大部分は放射線により発生する活性酸素が原因であることもわかっています。

そういった放射線や活性酸素などの攻撃を受けながらも、人間はすぐにがんにかかって死ぬようなことはなく、最大で一二〇歳まで生きられるのです。なぜなら、過剰な活性酸素の発生を抑制したり、損傷した遺伝子を修復したりする強力な機能が生体には備わっているからです。

†ＤＮＡのしくみ

仮に放射線や活性酸素のような外的要因がなくとも、遺伝子は内在的な要因で損傷してしまいます。例えば細胞が分裂する際に、ＤＮＡの複製エラーで損傷します。いったいなぜそんなことが起きるのでしょうか。まずＤＮＡの構造から見ていきましょう。

私たちの通常の一つの体細胞は、核の中に四六本の染色体があります。この四六本の中に合計六〇億個の塩基対からなるＤＮＡが収まっています。ＤＮＡは、染色体の中で二重らせん構造で折り重なっています。二重らせんは、相補う二本のＤＮＡの鎖でできています。この鎖を一本につなげると一・八メートルあり、それが直径五〜一〇ミクロン（一ミクロン＝一〇〇〇分一ミリメートル）という微小な核の中にあります。このようなＤＮＡの長大な構造により、複製エラーの確率が高まるのです。

さらにそのＤＮＡの鎖を細かく見ていくと、ヌクレオチドという基本単位が結合した鎖であることがわかります。さらにそのヌクレオチドは、一つのデオキシリボースと呼ばれる糖分子と、一つのリン酸基と、四種類の塩基のうちの一つという、三つの単位からできています。四種類の塩基とはアデニン（Ａ）、グアニン（Ｇ）、シトシン（Ｃ）、チミン（Ｔ）です。ＤＮＡの遺伝子情報はこの四種類の塩基配列であらわされ、アデニンとチミン、グアニンとシトシンがそれぞれ対になって二本のＤＮＡ鎖が相補う構造になっているのです。

前に述べた通り、このゲノムＤＮＡのうち、タンパク質をつくりだす情報が書かれている部分はエキソンと呼ばれ、その占める割合は五％以下です（残り九五％以上はイントロンと呼ばれます）。エキソン部分にある遺伝子は、二重らせんから解放されて一本の鎖になり、その塩基配列に相補的なＲＮＡの塩基が結合することで、決まった配列のメッセンジャー

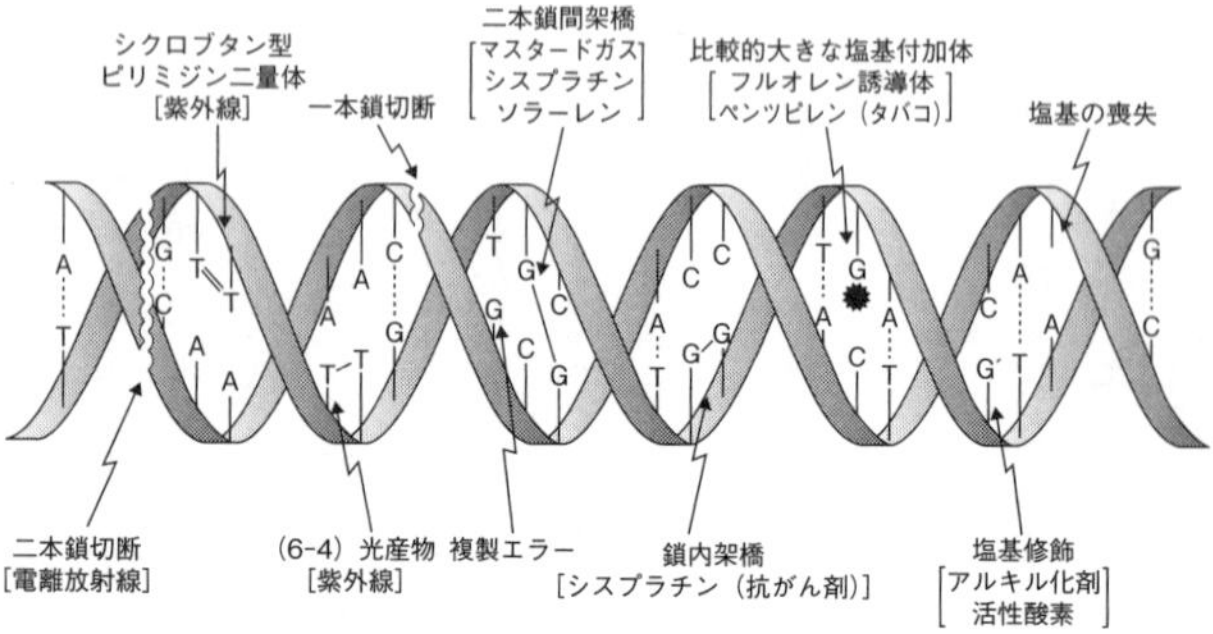

図12　DNAの損傷とその要因（参考資料26の花岡の論文より）
［　］内は原因となる要因。

RNA（mRNA）が複製されます。これを「転写」と言います。mRNAは細胞の核から出て、リボソームというものにくっついてタンパク質をつくります。これを「翻訳」と言います。mRNAの三つの塩基が一つのアミノ酸に対応して、タンパク質に翻訳されます。このようにして、DNAに蓄えられた遺伝子情報はmRNAを介してタンパク質をつくりだします（これを、遺伝子がタンパク質を「コード」すると言います）。

†DNAは損傷を受ける

DNAに損傷を起こす要因にはさまざまなものがありますが、それは、内的要因と外的要因に大別できます（図12、表2）。

内的要因には、細胞分裂に伴うDNAの際に生じるエラーがあります。さらに、複製エラーだけでなく、DNAは外的要因がなくても、さまざまな損傷が生じ

	要因	内容
内的要因	複製エラー	DNA の複製は正しく行われるように校正を受けているが時に誤りも生じる。
	塩基損傷	脱塩基、脱アミノ化、アルキル化など
	酸化的損傷	生体内で発生する活性酸素による（鎖の切断）
	異常組み換え	テロメアのような繰り返し配列でおきる異常な相同組み換え（例、ウェルナー症）
	テロメアクライシスによる染色体異常	細胞老化による DNA 異常
外的要因	放射線	直接作用による二本鎖切断（20%）と生成される活性酸素による損傷（80%）
	紫外線	チミン二量体の形成など
	各種化学物質（抗がん剤など）	アルキル化、切断、架橋
	腫瘍ウイルス	がん遺伝子の活性化やがん抑制遺伝子の抑制など

表 2　DNA 損傷の各種要因

ます。熱運動などにより塩基が外れたり（塩基の喪失）、塩基のアミノ基が外れたり、塩基がアルキル化されたりする塩基損傷も起こります。また生体内で発生する活性酸素などによって、一本鎖ＤＮＡが切断されます。さらに、テロメアのように繰り返し配列の多いＤＮＡの部位では、ほかの染色体のテロメア部位と絡み合う可能性もあります。そして、あとで詳しく述べますが、細胞分裂の繰り返しでテロメアが短縮すると、染色体異常を伴う遺伝子変異が起きます（一二四頁）。以上は、主に体内で発生するＤＮＡの異常や損傷です。

それに加えて、外的要因によってもＤＮＡは損傷するのです。福島原発事故で問題になっている放射線は直接、二本鎖DNAの切断を引き起こしますが、それだけでなく放射線は正式には電離放射線と呼ばれるように、活性酸素やフリーラジカルを発生させ、これらによる間接的作用によってもDNAに損傷を与えます。後者によるDNA損傷は放射線による損傷の大部分（八〇％程度）を占めると言われています。

外的要因はこれだけではありません。紫外線は、DNAにチミン二量体（光産物）を形成して損傷を与えます。抗がん剤などの各種化学物質はDNAの切断、架橋、アルキル化などを起こします。腫瘍ウイルスは、直接DNAに損傷を与えるというより、DNAがmRNAに転写される際の遺伝子の発現に影響を与え、異常を引き起こします。さらにエイズウイルスに代表されるレトロウイルスのように、ウイルスゲノムから複写されたDNAが直接ゲノムDNAに結合してしまうものもあります。

†強力なDNA修復機構が長寿をもたらす

DNAは体内および体外から、これだけのさまざまな要因によって、常に損傷を受ける危険にさらされています。それにもかかわらず、このような損傷は放置されず、生命は今日まで命をつないでこられているのは、私たちの体に何重もの、巧妙で強靭な修復機構が備わっているためです。表3にDNA修復機構をまとめました。

修復機能	具体的内容
損傷塩基の直接修復	塩基がメチル化されたとき酵素によりメチルだけを取り外す、などによる修復
除去修復	損傷した塩基の除去、チミン二量体の除去、複製エラーで誤って取り込まれた塩基の除去（ミスマッチ修復）などによる修復
一本鎖切断修復	DNA の一方の鎖のみの切断を再結合する修復
二本鎖切断修復	非相同末端結合および相同組み換え
組み換え修復	異常な DNA の部分を、相同染色体や姉妹染色分体との組み換えなどによる修復

表3　DNA 修復機構

まず、複製の際に合わない塩基が入ったり、余分な塩基が入ったり、逆に足りなかったりした場合は、ミスマッチ修復あるいは校正修復によって修正されます。

熱運動、放射線、紫外線、活性酸素などの物理・化学的要因で生じた塩基の酸化、メチル化、脱アミノ化、チミン二量体などの損傷も除去修復などのメカニズムで修復されます。

放射線などによってDNAの二本鎖が切断された場合は、姉妹染色体などの相同な配列を借りてきてその部分を組み換える、相同組み換えによって修復されます。またこのほかに、二本鎖切断の二つの末端を、相同組み換えを使わずにつなぐ、非相同末端再結合という修復機構もあります。

このようにしてゲノムDNAには、複製中でも、それ以外のときでも、生じる損傷を抑え、遺伝子変異を最小にする機構が働いています。

DNAの修復で大きな役割を果たしているのが、DNA修復酵素です。DNA修復酵素は体細胞にもありますが、とくに生殖系の細胞において非常に多く発現しています。子孫に正しく遺伝子を継承していくために、さらに厳重な修復機構が備えられているのです。これは人間以外でもそうです。マウスの生殖系の細胞でもDNA修復酵素はヒトの場合と同様、大量に発現されています(三七頁)。

しかしヒトが長寿である理由はここから先にあります。マウスが短命でヒトが長命である理由の一つは、ヒトの体細胞のほうがマウスの体細胞よりも、例えばWRNヘリカーゼのような、DNA修復酵素を大量に発現させているからです。

WRNヘリカーゼは、テロメアのような繰り返し配列で生じるDNA同士のもつれを解きほぐします。早老症であるウェルナー症患者では、WRNヘリカーゼをコードする原因遺伝子*WRN*に異常があるため、WRNヘリカーゼが欠損し、テロメアで生じたDNAのもつれはそのまま残って、染色体同士が結合するなどの異常をきたします。このようにして生じた染色体異常が、早老症やがん多発の原因となります。

†チェックポイント機構

修復機能があっても、DNAの損傷が修復されずに残ったり、あるいはテロメアが極端に短くなったりしてDNAに不具合が生じることがあります。ところがその場合でも、それをチェックする機構がさらにあるのです。典型的なものはがん抑制遺伝子である*TP53*（一二三頁）によるチェックポイント機構です。DNA損傷が生じると*TP53*遺伝子が活性化され、p53タンパク質が発現します。p53の発現によって細胞分裂周期のG1期（間期）とS期（DNA合成期）の境界でDNAの合成が停止し、この間にDNAの損傷が修復されます。もしそれがうまくいかない場合、今度はアポトーシスという機構が働いて、細胞が自ら死ぬように誘導します。この結果、DNAの傷害は修復されて正常な細胞になるか、あるいは異常な状態の細胞が除去されるかの、いずれかの道が選択されます。この機構によって、異常な細胞が生き残ってがん細胞へ変化することが抑制されるのです。

このチェックシステムを潜り抜けた細胞は、不死化そしてがん化への道をたどる可能性がありますが、それでも、がん化した細胞の一部はナチュラルキラー細胞などの免疫機構によって除かれます。このようにして、異常細胞が発生しないように幾重にも防御されているわけです。逆に言うと、がん細胞はこのような幾重もの関門を潜り抜けた、まさにしたたかな細胞なのです。

両刃の剣である酸素

DNAを傷つけるものとして、最も恐いのは、じつは酸素なのです。酸素は体の外からも内からも、細胞のＤＮＡを傷つける可能性があります。

四六億年ほど前に地球が誕生した当時は、大気中には酸素分子（O_2）はほとんど存在していませんでした。最初に出現した生物は酸素を必要としない嫌気《けんき》性細菌類だけだったのです。やがて光合成ができるラン藻類が海中に出現し、太陽の光で水を分解して酸素が蓄積してきました。最初、酸素は生物にとっては猛毒でした。

原始的真核細胞はミトコンドリアを取り込み、酸素をエネルギー代謝に利用しました（五六頁参照）。この結果、二〇億年ほど前に、当時の生物は酸素に見事に適応して「酸素呼吸」という極めて巧妙な代謝法を編み出しました。このようにして私たちに至る好気性生物が進化してきたのです。

ちなみに、ミトコンドリアでは酸素を使ってエネルギー源であるＡＴＰを産生するので、活発な酸化的リン酸化反応が進行し、そのために活性酸素やフリーラジカルが大量につくられます。ＤＮＡは核以外に、ミトコンドリアにも存在します。核のＤＮＡはヒストンと呼ばれるタンパク質で保護されていますが、ミトコンドリアのＤＮＡは裸の環状ＤＮＡとして存在しているので、核のＤＮＡに比べてはるかに損傷を受けやすくなっています。これが寿命と関わっていることについては五六頁以下で詳しく述べました。

酸素は私たちにとって「両刃の剣」です。酸素呼吸を採用した結果、大きなエネルギーを取り出せるようになったのですが、反面、体内の代謝で活性酸素が不可避的に生成されてしまうのです。活性酸素は一方では白血球などによる免疫で重要な働きをし（七二頁）、また、呼吸によるエネルギー供給反応、生理活性物質の合成などにも働いていますが、他方で、これから述べる酸化ストレスの原因となり、遺伝子変異や細胞膜に損傷を与え、がんをはじめとするいろいろな病気の原因にもなります。

†活性酸素とは何か

活性酸素はどのようにしてできるのでしょうか。酸素原子は八つの電子を持っていて、このうち六つは二個ずつ安定なペアになっていますが、残りの二つはそれぞれ別々の軌道を孤独に回っている不対《ふつい》電子です。不対電子は相手の電子を求めていて不安定なので、酸素原子も非常に不安定です。酸素分子はこのような不安定な酸素原子が二つ結合したものであり、比較的安定ですが、それでも不対電子が二つ残っていて、反応性に富んでいます。その結果、次に述べる四つの活性酸素ができます（次頁図13、参考資料21）。

①スーパーオキシドイオン（O_2^-）

これは一般的な活性酸素で、私たちの体内で最も多く発生します。この分子は通常の酸素分子に電子が一個取り込まれた、一個の不対電子を持つ陰イオンラジカルです。ラジカ

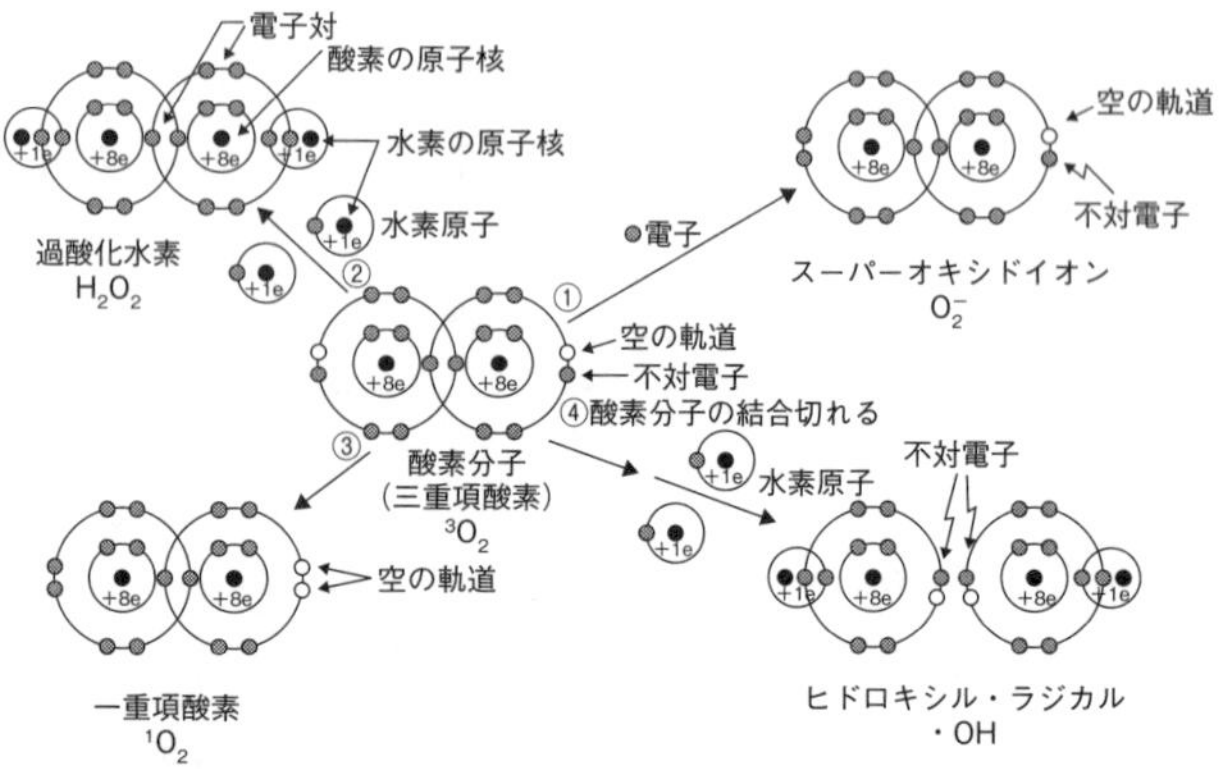

図13　4種類の活性酸素とその関係（参考資料21より）

ル（遊離基）とは不対電子を持つ化学種の総称です。O_2^-は多様な反応性を示しますが、一般に知られているラジカルに比較してその反応性は低いのです。O_2^-は白血球による細菌などの貪食時に多量に生じ、殺菌物質としても作用します。血栓などでマクロファージや白血球により多量に発生するO_2^-や過酸化水素は、心臓の壊死《えし》や不整脈、あるいは消化管の潰瘍の原因になります。

②ヒドロキシル・ラジカル（・OH）

・OHは活性酸素の中でも最も酸化力が強く、発生した場所の近くに存在するタンパク質、核酸、脂質、糖質などあらゆる化合物と速やかに反応します。そのために・OHは、がんや各種の生活習慣病、あるいは老化の引き金になる危険性が最も高い活性酸素です。・OHは短命ですがそれを分解する酵素が存在しないので、・OHが発生したごく近傍の分子に大きな損傷を与えることになるのです。

③過酸化水素（H_2O_2）

H_2O_2は不対電子を持っていないのでラジカルではありませんが、わずかなきっかけで・OHを生成するので活性酸素の仲間に入れられます。過酸化水素は生体の正常な代謝で常に生成されます。オキシドールという消毒・殺菌薬は、三％の過酸化水素を含む溶液で、日常的に使用されています。

④一重項酸素（$^1O_2$）

一重項酸素とは聞きなれない言葉でしょうが、これは二つの酸素原子のうち、どちらかの一方の電子軌道にもう一方の不対電子が飛び移り、もう一方の軌道が空っぽになった酸素分子です。化学記号（$^1O_2$）で、左上の数字1は不対電子がない（一重項）酸素分子であることを示します。したがってこの分子はラジカルではありません。しかしこの「空っぽの軌道」が二個の電子を強く求めるために強力な酸化力を発揮します。この一重項酸素は二重結合とよく反応しますが、二重結合を持たない化合物とはあまり反応しません。一重項酸素は、皮膚や眼などの内在性の光増感物質の作用で生じ、光で生じる障害の主な原因と考えられています。

臓器	疾患
脳、神経系	脳浮腫、外傷性てんかん、脳虚血、パーキンソン病、アルツハイマー症など
眼	白内障、網膜変性など
呼吸器系	気管支喘息、肺気腫、肺線維症など
循環器系	動脈硬化、心筋梗塞
消化器系	潰瘍性大腸炎、ストレス性胃潰瘍、薬物性肝障害、ウイルス性肝炎など
腎臓	腎炎、腎不全
肝臓	肝炎
その他	各種がん、老化など

表4　酸化ストレスの各種疾患との関連

†酸化ストレスが引き起こす病気

活性酸素は酸化ストレスの原因となります。酸化ストレスは直接的、間接的にがんや生活習慣病をはじめとする各種疾患に関連しています（表4）。とくにがんや心筋梗塞、脳梗塞など高齢者の疾患と関係があります。

活性酸素は、心筋梗塞や脳梗塞の引き金となる動脈硬化の原因になっています。血管内膜と中膜の間には、低比重リポタンパク質（ＬＤＬ）で運ばれるコレステロールが蓄積します。蓄積したコレステロールの一部が活性酸素により酸化されて過酸化脂質となり、内膜に作用してマクロファージを誘引し、アテローム性動脈硬化症へと進行します。そのためＬＤＬに結合したコレステロールは悪玉コレステロールと呼ばれています。

また最近の研究では、アルツハイマー症にも酸化ストレスが関与している可能性が指摘されています。活性酸素により酸化され損傷をうけたタンパク質、脂質、巨大分子や細胞内小器官は自己貪食で除去されなければなりませんが、それが不十分だと、神経細胞の中に蓄積し、神経細胞の機能の低下を引き起こします。例えば、アルツハイマー症の神経細胞には過酸化脂質を含むリポフスチンという、一種の色素顆粒である巨大分子が蓄積することが知られています。

肝炎（例えばC型肝炎）でも活性酸素が原因の中心です。すでに知られている多くの肝機能改善剤は、抗酸化作用を持つ化合物です（詳しくは次章参照）。

酸化ストレスはこのほかにも思わぬ病気を引き起こします。例えば酸素毒性によるオキシゲンパラドックスという現象があります。心筋梗塞の治療法として、血管内に詰まった血栓を酵素により溶解したり風船を膨らませて物理的に血流を再開させたりする方法があります。この治療法で多くの患者が救われましたが、稀に血流の再開後に激しい不整脈を起こして死亡することがあります。このオキシゲンパラドックスの原因は、活性酸素によって引き起こされる細胞傷害であることが明らかにされています。

†活性酸素の掃除役、スカベンジャー

以上のように有害な酸化ストレスを引き起こす活性酸素は、生体にとって必要な物質でもありますが、過剰な活性酸素は体内から除去しなければなりません。このような役割を

活性酸素	スカベンジャー（掃除役）
スーパーオキシドイオン（O_2^-）	スーパーオキシドジスムターゼ（SOD）、ビタミンC、ビリルビン
ヒドロキシル・ラジカル（・OH）	グルタチオン、リノール酸、ビタミンE、システイン、尿酸、α-カロテン、β-カロテン、フラボノイド
過酸化水素（H_2O_2）	グルタチオンペルオキシダーゼ、ペルオキシダーゼ、カタラーゼ、ビタミンC
一重項酸素（$^1O_2$）	ビタミンC、ビタミンE、ビタミンB_2、尿酸、β-カロテン

表5　活性酸素に対応するおもなスカベンジャー（掃除役）

果たす掃除役は、スカベンジャーと呼ばれています。そして活性酸素をスカベンジャーで除去する作用は、抗酸化作用と呼ばれています。スカベンジャーには、生体が持っている酵素や外から摂取するビタミンなどが含まれます（表5）。

スーパーオキシドジスムターゼ（SOD）は、スカベンジャーの代表的な酵素で、活性酸素の中でも最も一般的なスーパーオキシドイオン（O_2^-）を、酸素と過酸化水素に変換します。過酸化水素はさらにカタラーゼやグルタチオンペルオキシダーゼにより最終的に無害な水に変換されます。

スーパーオキシドジスムターゼは、亜鉛、銅、マンガンあるいは鉄といった金属原子を含むのが特徴です。カタラーゼは鉄プロトポルフィリンを活性中心に持つヘムタンパク質で、とくに赤血球、肝臓および腎臓に豊富に存在します。グルタチオンペルオキシダーゼは、セレンを含むアミノ酸を活性中心に持つ珍しい酵素で、ミトコンドリアでは過酸化水素や脂質過酸化物を還元して水やアルコールに変換します。

このように生体内にも、また摂取する食物にも抗酸化作用を持つ酵素や物質が含まれていて、そのおかげで私たちの体は酸化ストレスから保護されています。

しかし、酸化ストレスが生じやすくなる要因も多くあります。例えば動脈流の低下による虚血、過度の運動、精神的・肉体的ストレスなどの病的要因も酸化ストレスを引き起こします。また、紫外線、放射線、発がん物質、大気汚染物質、喫煙、薬品類、各種重金属(カドミウム、水銀など)あるいはポリ塩化ビフェニル(PCB)、ダイオキシンのような公害物質もすべて酸化ストレスの原因になります。私たちはいつもこのような活性酸素の脅威に囲まれて生活しているわけです。

そこで酸化ストレスから身を守るためには、以上のような脅威を遠ざけることが必要になります。

†抗酸化作用を持つ食物を摂ろう

酸化ストレスから身を守るために最も重要な方法は、抗酸化作用を持つ食物を日常的に摂ることです。活性酸素を抑制する働きのある食材を紹介しましょう。

①野菜と果実の成分

最近は抗酸化作用のあるサプリメントがテレビなどで盛んに宣伝されています。これらを活用するのも良いかもしれませんが、私たちが日常摂取する食品の中にも抗酸化作用を持つ成分を含むものがたくさんあります。

　典型的な抗酸化物質の一つであるビタミンC（アスコルビン酸）は、ミカンやイチゴのような果実、キャベツなどの野菜や、お茶などに含まれていて、主に細胞の外で活性酸素を処理します。ビタミンEは各種の種子やそれからとれた油に含まれます。また、ビタミンEは肝臓や脂肪組織に蓄えられ、活性酸素により細胞膜が破壊されるのを防ぎます。カボチャ、ニンジン、トマト、ピーマンなどの緑黄野菜に多く含まれているβ‐カロテンはビタミンEに匹敵する高い抗酸化作用を持っています。β‐カロテンは体内に吸収されるとビタミンAに変化します。β‐カロテンの仲間としてはα‐カロテン、リコピン、ルテイン、クロミンなどがあり、やはり緑黄野菜に含まれます。黄色系色素であるフラボノイドにも抗酸化作用があり、これは植物や果実に含まれます。

②ポリフェノール

　ポリフェノールは植物の光合成産物の一つで、糖分の一部が変性したものであり、フラボノール、イソフラボン、タンニン、カテキンなどの総称で、抗酸化作用があります。代表的な食品としてはお茶や赤ワインがあります。フランス人は高脂肪の食事を多く摂取しているにもかかわらず心筋梗塞が少なく、これはフレンチ・パラドックスと呼ばれています。フランス人はポリフェノールを多く含むワインをよく飲むので心筋梗塞が少ない、という説が話題になりましたが、赤ワインに含まれるレスベラトロールも抗酸化作用を持っており、サーチュインとの関連も指摘されました。欧米ではレスベラトロールのブームは去ったようですが、赤ワインに抗酸化作用があることには間違いありません。

③ミネラル成分

ミネラル成分は生理機能の調整役として、近年その重要性が注目されています。その中でも、銅、亜鉛、マンガン、マグネシウム、鉄、セレンなどは活性酸素のスカベンジャーのパートナーとして、あるいは補佐役として作用することが知られています。とくに、これらのミネラルは抗酸化酵素であるスーパーオキシドジスムターゼに含まれていて、この酵素の働きに必要なミネラルです。亜鉛は微量摂取すれば十分で、例えばカキなど魚介類に多く含まれています。

以上、抗酸化物質を含む食品の代表的な例を示しましたが、要するに野菜、果実、豆類を含めて広範な食物を摂取することが、酸化ストレスに対する抵抗性を強化するうえでも好ましいことになります。

以前厚生省（現厚生労働省）は、食事生活指針で「一日三〇食品」を摂ることを奨めたことがありました。「マメタマカイイチチニクとベジ」という呪文のような標語があります。マメは豆、タマは玉子、カイは魚貝類、もう一つのカイは海藻、チチは乳製品、ニクは肉、そしてベジは野菜です。平凡なようですが、要するにバランスよくいろいろな食品を摂ることが、抗酸化作用を助け、遺伝子や細胞膜を正常に保ち、ひいてはがんや老化の防止になります。

†放射線とがん

活性酸素と並んでDNAを傷つけるものとして怖いのが放射線です。この放射線は、どのようにDNAに影響するのでしょうか。

すでに説明したように（九三頁）、放射線の主な作用とは、DNAの周囲にある水分子などをイオン化し、その結果生じる活性酸素やフリーラジカルによりDNAを損傷させるというものです。

強い放射線は、先に述べたようにDNAの二本鎖切断のような遺伝子損傷を起こし、さらに炎症などによる細胞死と、それに続く細胞増殖の活性化、その結果としてのテロメアクライシスといった細胞社会の乱れをも誘導することで、がん発生に相乗的に関与している可能性が強いのです。

ドイツの物理学者であるウィルヘルム・C・レントゲンがX線を発見したのは一八九五

年ですが、一九〇〇年には放射線による最初の犠牲者がドイツで報告されています。耐え難い痛みを伴う皮膚炎は、潰瘍となり、やがてそこにがんが発生しました。

広島および長崎で被ばくしながら死を免れた原爆生存者の、被ばくによる発がんの解析も行われました。原爆生存者のがん死亡の中に占める、原爆放射線に起因するがんによる死亡の割合は、一九五〇〜一九九〇年までに白血病で死亡した一七六例中の八七例（四九%）、白血病以外のがんで死亡した四六八七例中の三三九例（七%）という結果になりました。つまり原爆生存者に発生した白血病の約半分が原爆放射線に起因し、残りの半分は原爆には関係しないで発生したこと、また白血病以外のがんについては、放射線に起因するものは一割以下であったことになります（参考資料22）。

さらにこの調査は一〇年間延長され、広島・長崎で被ばくした人の一九五〇〜二〇〇〇年までの調査結果が出ています（参考資料23）。対象となった八万六九五五人のうち、この五〇年間に白血病で死亡したのは合計二九六人でした。他方、被ばくがなくても白血病で死亡したと予測される対照群（非被ばく者）の数は二〇三人でした。したがって、前者から後者を差し引いた九三人が、被ばくにより白血病になったと結論されます。

ここで大切なことは、二〇〇ミリシーベルト以下では、両者に差がなかったことです。同様に行われた固形がんの調査では、被ばく者と非被ばく者の間には、一〇〇ミリシーベルト以下では固形がんで死亡した人数に差はありませんでした。以上を総合すると、一〇〇ミリシーベルト以下では、発がんにより死亡する危険性はきわめて少ないという結論になります。また、一〇〇ミリシーベルト以下では奇形児の発生率にも差がないことが報告されています（参考資料24）。なお、シーベルトとは人に対する放射線の被ばく量を示す単位です。後で出てくるベクレルは物質から出る放射能の量です。

チェルノブイリ事故では原子炉が一気に爆発したこともあって、一時に大量の核分裂生成物が空中に放出されたために、人々は数日間に大量の放射性ヨウ素にさらされました。

チェルノブイリ周辺では、一九八六～二〇〇二年の間に合計四八三七人の甲状腺がんが報告されています。その大部分は、放射性ヨウ素131を子供が取り込んだためと考えられています。発症者のほとんどは治療により治りましたが、このうち一五人が死亡しました。対象者の甲状腺が受けた被ばく量は、非常に幅が広いのですが、平均三〇〇ミリグレイ（ミリシーベルトに相当）と報告されています。なお、この値は現在の福島周辺の放射線量に比べれば二桁ほど高くなっています。チェルノブイリで浄化などの作業に従事した六〇万人は一〇〇ミリシーベルト未満の放射線を浴びていますが、甲状腺がんを除けばがんの発生が増加した明確な証拠はないということです。

†放射線はどのくらいまでなら安全か

じつは、放射線は原子爆弾や原発事故だけに関連したものではなく、意外と私たちの身の回りにもあります。それを表6にまとめました。

種類	ミリシーベルト (mSv)
自然放射線（年間・世界平均）	2.4
高自然放射線地域（年間）ブラジル（ガラパリ）、インド（ラムサール）	10
ジェット機（東京～ニューヨーク間往復）	0.2
胸部レントゲン（1回）	0.05～0.65
X線CT（1回）	8.8～10
宇宙飛行士の1日当たりの被ばく	0.5～1
人体に影響のない線量（1回）	100
がん放射線療法（1回）（がん組織に対する線量）	20000～30000

表6　自然界および医療による放射線被ばく量（参考資料24などをもとに作成）

三十数億年前にこの地球上に生命が誕生して以来、生命は宇宙や岩石からの放射線にさらされて進化してきたので、その間に、これまで述べてきたようなDNA修復能力や活性酸素の除去機能を発達させてきたのです。

この地球上で私たちが日常浴びている年間の自然放射線量である二・四ミリシーベルトの内訳は、宇宙線（〇・三五ミリシーベルト）、大地放射線（〇・四ミリシーベルト）、食物など（〇・三五ミリシーベルト）、空気中のラドンなど（一・三ミリシーベルト）となっています。また、世界には年間一〇ミリシーベルト程度の高い自然放射線量が観測されるブラジルのガラパリ、インドのラムサールのような地域もあります。例えばガラパリの疫学調査では、この地域での末梢血リンパ球の染色体異常はやや高かった（対象地域〇・九八％／ガラパリ一・三〇％）ものの、健康への影響はとくに認められていません。

ジェット機は高空を飛行するため浴びる宇宙線が強く、東京〜ニューヨーク間の往復一回で〇・二ミリシーベルトの放射線を浴びます。長時間乗っている搭乗員は平均年間三ミリシーベルトの放射線を浴びるとされています。さらに、国際宇宙ステーションに滞在している宇宙飛行士ははるかに高い自然放射線を浴びます。一日の自然放射線による被ばく線量は地上の一五〇倍に達し、最も多い場合を想定すると、地上の半年分を一日で浴びることになります。ちなみに、二〇一一年一一月二二日に、一六七日の宇宙滞在を終えて無事地球に帰還した宇宙飛行士の古川聡は、推定一〇〇〜一五〇ミリシーベルトの被ばくをしたと考えられています。

胸部X線検査では一回で浴びる量は〇・〇五〜〇・六五ミリシーベルトです。コンピュータ断層撮影（CT）になると、一回の被ばくは八・八〜一〇ミリシーベルトとかなり高くなります。

福島原発事故で主に問題になっているのは放射性セシウム137による外部被ばくですが、以上に述べてきたような事実ならびに被ばく者のデータをもとにすると、年間一〇〇ミリシーベルト未満の外部被ばくには危険性がないと、ウェード・アリソン（オックスフォード大学名誉教授）は著書『放射能と理性』（参考資料23）で主張しています。

内部被ばくについてはどうでしょうか。かつて、X線撮影の造影剤としてトロトラストが用いられ、放射線による薬害を引き起こしました。トロトラストはトリウムという放射性同位体を含み、それが肝臓に長く沈着したために、二〇〜三〇年たつと二五〜三〇％の割合で肝がんや白血病を引き起こすことがわかりました（参考資料25）。トロトラストはα線という放射線を出すので、これががんの原因になったと思われます。このような例もあるので、内部被ばくにはとくに心を配る必要があります。

しかし、セシウム137のような放射性物質は、トロトラストのように局所に長く沈着することはないと考えられています。ヨウ素131は甲状腺に集まりますが、半減期は八日と短く、比較的早く減衰します。また日本のように昆布やわかめなどの海藻を食べる国では非放射性のヨウ素に希釈されて、放射性ヨウ素131が甲状腺に集まりにくいという事情もあります。ですから、ヨウ素131については、低線量であれば、それほど心配する必要はないでしょう。ちなみに、甲状腺の機能を調べる目的で用いられている検査薬は、一八五〇万ベクレルといった高い放射能量に相当するヨウ素131を含んでいますが、これは厚生労働省の副作用チェックで安全と認定されています。

このトロトラストの放射線による薬害が「放射線の被害は一〇年、二〇年後に現れる、その時になっては遅いのだ」という考え方の一つの根拠になっていると思われます。しかし、すでに見てきたような二〇〜五〇年におよぶチェルノブイリや広島・長崎の被ばく者の疫学調査は、低線量の外部被ばくによる長期的影響が軽微であることを示しています。

意外と知られていないのが私たちの体に含まれる放射能量です。人は体重一kgあたり一〇〇〜一二〇ベクレルの放射能量を含みます。これは、おもに体に含まれるカリウム40および炭素14といった放射性同位体によるものです。ちなみに、炭素14はミイラや植物の年代測定に活用されています。最近、政府は食品に含まれる放射性セシウムの量の基準を五倍厳しくし、その結果、一般食品は一kg当たり一〇〇ベクレル、乳幼児用食品と牛乳が五〇ベクレル、飲料水は一〇ベクレルとしましたが、この基準は上述した数値と比べると、極めて厳しいものであることがわかると思います。

なお、ウェルナー症候群（両親由来の遺伝子がともに異常）に見られるようなDNA修復酵素に関連する遺伝子疾患を持った患者や、発症はしていないけれど正常な遺伝子と異常遺伝子の両方を持つ保因者は、健康な人に比べて放射線に対する感受性が高い可能性があること、すなわち感受性には個人差のあることは補足しておきます（参考資料26）。

文部科学省の福島県教育委員会等に対する通達（平成二三年四月一九日）は、年間の児童生徒等の受ける線量の限度を年間二〇ミリシーベルトとしましたが、一六時間の屋内（木造）、八時間の屋外活動の生活パターンを想定すると、二〇ミリシーベルト／年に到達する空間線量率は、屋外で毎時三・八マイクロシーベルト、屋内で毎時一・五二マイクロシーベルトとなります。これはＩＣＲＰ（国際放射線防護委員会）のPublication 103（二〇〇七年勧告）にしたがって政府が設定したもので、この対応については研究者の間でもさまざまな意見があります。前述のウェード・アリソンは著書（参考資料23）で、ＩＣＲＰの基準には問題があるとして「いますぐに、月一〇〇ミリシーベルトまで安全基準を引き上げよ！」と主張しています。

†望まれる「放射能に対する理性」

低線量では発がん率が高まるどころか、一〇〇～二〇〇ミリシーベルト以下の低線量域では放射線傷害に対する生体の防御機能がむしろ活性化され、自然発がんに対する抵抗力が高まることを示す結果が、最近二〇年余りの間に相次いで報告され、放射線によるホルミシス効果と呼ばれています（参考資料27）。古くよりラドン温泉やラジウム温泉などの放射線量の高い温泉には、さまざまな効果があると言われています。例えば三朝《みささ》温泉周辺の住民の発がん率は、そのそばにある線量が半分以下の地域の住民と比較すると、半分以下であったと報告されています。似たような例としては台北市で、コバルト60に汚染された鉄筋でできたアパートの住人の発がん率が激減したとする疫学調査があります。米国ではラドンの濃度が地域により異なりますが、肺がんの死亡率で見ると、最も放射性ラドンの高い地域での肺がん死亡率が最も低かったという調査報告もあります。

ただし、別の調査では同じような結果が必ずしも得られなかったという報告もあり、放射線によるホルミシス効果は学界ではまだ広く受け入れられるものにはなっていません。しかし、学問的にも放射線のホルミシス効果は興味のある課題で、今後の研究による検証が待たれます。

放射線医学総合研究所で長く放射線生物学の研究に携わり、『放射線および環境化学物質による発がん――本当に微量でも危険なのか?』(参考資料22)を執筆した同研究所名誉所員の佐渡敏彦より許可をいただき、その一節を下記に引用します。

「一般的な市民感覚としては、何となく、政府や企業側に都合のよさそうな「心配はいらない」という意見よりは、「危険だ!」と主張している人たちのほうが、より正しいのではないかと思ってしまうのは人情であろう。そして、こういう場合には、洋の東西を問わず、ジャーナリズムは概してセンセーショナルに危険を強調する記事を書く場合が多いのではなかろうか。しかし、そこには、放射線を過剰に危険視する、あるいは放射線防護を過大に重視することによって生じるもっと重大なリスク（危険）が潜んでいる可能性があることにも留意する必要がある」

彼は、重大なリスク（危険）の一つとして、例えば次のようなことを指摘しています。「放射線への過剰な恐怖に関してはチェルノブイリ事故発生直後のヨーロッパで新聞やテレビの報道による奇形児の発生を恐れた多くの妊婦の人工中絶騒ぎが思い起こされる。奇形発生のしきい値（最低値）とされる線量（一〇〇ミリシーベルト）の一％にも達しない低いレベルの放射能汚染に過敏に反応して、少なくとも一万人以上の妊婦が望まない人工妊娠中絶を受けたと推測される」。福島でも、いまのところ子供は産まないほうが良いと考えている若い夫婦が少なからずいるとのことです。

同様に、前述のウェード・アリソンは著書（参考資料23）で、現在の放射線への対応について次のように厳しく批判しています。なお、アリソンは福島の被災地を訪問し、その実情を視察しています。(1)福島の現在の悲劇は、放射線自身の危険性ではなく、放射線に対する恐怖にある。(2)現在の基準値はあまりに低く設定され過ぎており、これは行政の責任であるが、遡るとＩＣＲＰの基準が誤りであることに起因する。彼はこの基準値を変更するように努力するのが彼の最大の使命であると考えている。福島の人々は故郷に帰るべきである（著者注――ただし、もちろん現状では警戒区域には帰るべきではないでしょう）。(3)

この誤った基準値に従い土の除染をすすめれば一〇〇兆円余りの無駄な税金を使うことになるであろう。

放射線は「正しく怖れる」ことが大切であり、科学的に希薄な根拠に立脚して必要以上に放射線の恐怖を煽ることは、次のような重大な危害を人々や国家に与えることを最後に指摘しておきたいと思います。⑴妊娠中絶や、子供を持つことの断念へ人々を追いやる。⑵必要のない避難により老人の死を早め、子供を故郷の学校から引き離す。⑶風評被害の拡大と、瓦礫受け入れの拒否。⑷置き場に困る焼却灰などの蓄積と、膨大な除染費用による国税の出費。

本当に将来、子供たちの健康に害を与えるような量の放射線は、是が非でも回避する必要がありますが、他方において過度の規制や恐怖を煽ることも、多大な危害を国民に与えることを、政府やマスコミなども自覚する必要があるのではないでしょうか。

最後に放射線の被害について論じる場合には、データの質が問われることを指摘しておきます。がんや奇形は放射線の影響がなくても発生するので、一〇九頁で述べた広島・長崎での被ばくによる発がん疫学調査のように、非被ばく者における対照群との統計学的な比較分析をしたうえで結論を出すべきです。マスコミも、放射線の危険や被害については、科学的なしっかりとした根拠があるかどうかを検討したうえで報道すべきでしょう。

第六章

がんを避ける

世界に冠たる長寿国である日本において、現在がんは死因のトップになっています（六三頁の図10）。そして今もがんによる死亡率は年々高くなっています。しかし、日本以外の先進国では逆にがんによる死亡率は年々下がりつつあるのです。したがって、がんは日本人にとって、一二〇歳まで人生をまっとうするための最大の障害であり、がんを避けることが緊急の課題になっています。

がんの主な原因は体細胞における遺伝子の変異や損傷の蓄積です。つまり、がんは遺伝子の病気なのです。前章で、放射線や酸化ストレスで遺伝子が損傷してもそう簡単にはがんにはならないしくみがヒトの体にはあることを見てきましたが、では過度の遺伝子損傷さえ避ければがんにならずに済むのでしょうか。

じつは、ヒトの細胞は年齢を重ねるとテロメアの長さが短くなり、それによってがんになりやすくなることが、最近の遺伝子レベルの研究でわかってきました。ヒトの寿命をつかさどるテロメアが、がんにも深く関わっているのです。やや専門的な話になりますが、がんを避ける方法を考えるためにも、そのメカニズムを見ていきましょう。

†がん遺伝子とは何か

発がんに関係する遺伝子の種類は一〇〇以上あるといわれますが、それらはがん遺伝子とがん抑制遺伝子の二つにわかれます。がん遺伝子は、細胞をがん化に導く、自動車でいえばアクセルに相当するものです。それに対し、がん抑制遺伝子はブレーキの役割を果たします。

もともと細胞に「がん遺伝子」というものがあるのではなく、細胞で本来の正常な役割を果たしている遺伝子（がん原遺伝子）が変異や修飾を受けて変化してがん遺伝子となるのです。がん遺伝子は、遺伝子産物を過剰発現させ、機能異常で無秩序な細胞増殖を誘導して、正常細胞をがん化に導くのです。

一九一一年、ニワトリに肉腫を発生させるウイルスがP・ラウスによって発見され、ラウス肉腫ウイルスと命名されました（ちなみにこのラウスは、正常細胞は有限寿命であることを発表したヘイフリックの論文を拒絶した雑誌の編集長です）。これが最初の腫瘍ウイルスの報告であると同時に、がん遺伝子の発見でもありました。エイズウイルスと同じくレトロウイルスに属するこのウイルスに、細胞をがん化する遺伝子が存在することがわかったのです。*SRC*（肉腫の意味である sarcoma に由来する）と呼ばれるこの遺伝子は、もともとニワトリの遺伝子に存在するがん原遺伝子で、チロシンというアミノ酸をリン酸化する酵素をコードし、本来は正常な細胞の分化や増殖に関わっています。それがレトロウイルスに移行することで、がん遺伝子に変化したのです。

その後、がん遺伝子はいろいろと発見されています。後述するiPS細胞の作製に使用されたc-MYCもがん遺伝子です。

がん遺伝子の働きを抑えれば、がん化を防ぐことができます。いま「分子標的薬」という、特定の分子を標的とする薬剤が新薬開発の新潮流となっており、抗がん剤の開発でも主流になっています(一三九頁)。

間野《まの》博之(自治医科大学教授)のグループが二〇〇七年に発見した*EML4-ALK*という肺がん遺伝子があります。この遺伝子は、五〇歳以下の全肺がん患者の約三五%に存在し、若い肺がん患者に多く見られます(参考資料28)。

じつはこの肺がん遺伝子の発見に先だって、分子標的薬の抗がん剤の開発が進められていました。*EML4-ALK*は、細胞の骨格をつくるタンパク質EMLと、リン酸化酵素の遺伝子である*ALK*という二つの遺伝子がちぎれてくっついてできています。米国製薬企業ファイザーは、ALKタンパク質を阻害する分子標的薬クリゾチニブの開発をあらかじめ進めており、その臨床試験を*EML4-ALK*発見の発表直後に開始しました。肺がん遺伝子の発見は、抗がん剤の効力を理論的に裏づけることになったのです。

✝がん抑制遺伝子

抗がん剤によらずとも、ヒトの体には、がんにブレーキをかけるがん抑制遺伝子があります。DNAに異常があったままで細胞分裂が進行すると、がん細胞へ変化する危険があります。そこで、*TP53*や*RB*遺伝子といったがん抑制遺伝子が、それぞれp53やRbのようなタンパク質をコードして、異常を持ったままで細胞分裂が進行しないようにブレーキをかけます。これをチェックポイント機構といいます（九六頁）。例えばp53タンパク質は、DNAに異常が生じるとDNAの複製を停止する指令を出します。DNAの異常が修復された後にDNAの複製が開始されるのです。

逆に、がん抑制遺伝子に変異が起きて機能が失われると、チェックを受けず遺伝子変異を起こした異常な細胞が増殖して、やがてがん細胞となってしまいます。

†年をとること自体ががんの要因

これまで見てきたように、がん原遺伝子やがん抑制遺伝子の変異ががん化の原因です。この遺伝子変異は、先天的なものと後天的なものに大別されます（次頁の表7）。

遺伝子異常の先天的な要因とは、生まれつき持った遺伝子に変異があるもので、上記の*TP53*、*RB*、*c-MYC*遺伝子のほか、乳がん関連の*BRCA1*、*BRCA2*遺伝子など多数の遺伝子の変異が報告されています。肉腫などを多発するウェルナー症関連の

要因	変異の要因と種類		関連するがん
先天的要因	生殖細胞レベルでの突然変異		神経線維腫1&2型、家族性大腸ポリポーシス、遺伝性非ポリポーシス大腸がん、家族性乳がん、ウェルナー症候群（肉腫）など
後天的要因	体内	DNA 複製のエラー	各種がん（特定はできない）
		活性酸素&フリーラジカル	
		テロメアクライシスによる染色体異常	加齢に伴い起きる各種上皮性がん
	体外	放射線	甲状腺がん、白血病など
		紫外線	皮膚がん（メラノーマ）
		化学物質	抗がん剤、タバコのベンツピレン（肺がん）、アスベスト（肺がん）など
		腫瘍ウイルス	ラウスサルコーマウイルス（トリ）、エプシュタイン・バール・ウイルス（バーキットリンパ腫）、パピローマウイルス（子宮頸がん）、成人T細胞白血病ウイルスなど
		炎症	ピロリ菌（胃がん）

表7　遺伝子変異の要因と種類

*WRN*遺伝子もその一つです。

後天的な要因としては、第五章でも見たように、内的なものと外的なものがあります。外的要因には紫外線、放射線、化学物質、あるいは腫瘍ウイルス（九三頁の表2も参照）や、ピロリ菌のような病原体もあります。内的要因には、DNA複製エラー、活性酸素やフリーラジカルによるDNAの損傷がありますが、じつはより大きな要因として、細胞老化に伴う染色体異常があるのです。

細胞老化に伴ってテロメアが短縮し、それによって引き起こされる遺伝子変異ががん化の引き金になるという、興味深い事実が最近になってわかってきました。つまり、私たちが年をとり、細胞の老化が進むこと自体ががんの大きな要因なのです。筆者のライフワークであった、培養細胞を用いての細胞老化に伴う不死化、がん化の研究を以下に紹介します。

†一億個に一個の不死化細胞

エプシュタイン・バール・ウイルス（EBウイルス）はヒトの典型的な腫瘍ウイルスで、アフリカの一部で多発するバーキットリンパ腫の原因であり、胃がんやその他のがんとの関連も指摘されています。このEBウイルスをヒト末梢血のB細胞に感染させると、活発に増殖するリンパ芽球様細胞株（以下、B細胞株と略す）を容易に得ることができます。そこでこのB細胞株は、免疫や各種の遺伝病の解析に利用されています。筆者もB細胞株を用いて、ウェルナー症研究のために患者の細胞を安定して得ることができました。

寿命が尽きてB細胞株の増殖が止まった時点の細胞集団倍加数（細胞集団が倍になることを「一細胞集団倍加数」と数えます）を、その細胞株の細胞寿命としました。光学顕微鏡下で細胞の様子とともに、細胞のテロメア長とテロメラーゼ活性も経時的に追跡しました。すでに紹介した通り、テロメアは細胞が分裂を繰り返し老化するにしたがい短くなり、細胞が不死化しがん化すると、テロメラーゼという酵素の活性が上昇してテロメアの短縮が止まります。これにより、細胞は永遠に増殖可能になります（第二章）。

筆者はこの実験を一〇年以上にわたって続けました。顕微鏡下で老化し、不死化し、がん化するB細胞の姿はあたかもドラマを見るようでした（参考資料29、30）。そして以下のようなことがわかったのです。

正常なヒト由来の五〇株のB細胞株を培養したところ、細胞分裂を繰り返すにつれてテロメア長はだんだん短くなりました。EBウイルスで活性化したB細胞株はヘイフリック限界を超えて細胞分裂を続けましたが、そのうち増殖を停止する細胞が出始め、やがてアポトーシス（細胞の自殺）を起こして死に至りました。この時点ではヘイフリック限界を超えて分裂したためにテロメア長は非常に短くなっており、そのために染色体異常が起きることがわかりました。このような状態をテロメアクライシスと呼びます。

しかしその一方、一割ほどの細胞株はその後も細胞分裂を継続し、次のようないくつかの際立った性質を共通に持っていました。(1)テロメラーゼ活性が通常の細胞株より非常に高く、(2)正常な細胞に比べてテロメア長が著しく短く（大部分は三〇〇〇塩基対以下。図14）、(3)染色体が異常を示し、多くは正常二倍体ではなく異数体でした。

以上のことから筆者らは総合的に見て、この生き残った細胞株は不死化したと判定しました。細胞株レベルでは、不死化の頻度は約一〇％でした。さらに、染色体の分析から、不死化細胞は一個の細胞に由来することがわかりました。一株は通常約一〇〇〇万個の細胞を含む一つのボトルで培養したので、不死化細胞の出現頻度は、一億個に一個程度ということになります。テロメアクライシスを乗り越えて不死化する細胞は、このように非常に稀にしか出現しないのです。

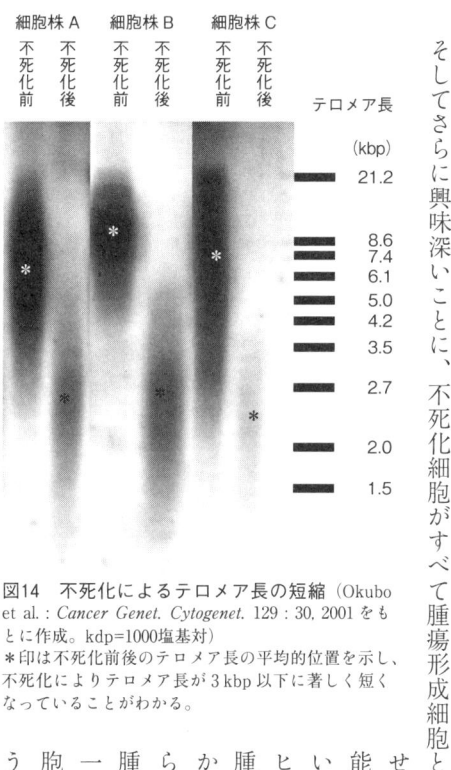

そしてさらに興味深いことに、不死化細胞がすべて腫瘍形成細胞というわけではありませんでした。腫瘍形成能は、ヌードマウスという免疫不全マウスにヒトの細胞を移植して腫瘍を形成するかどうかで判定します。これら五つの細胞株の中で腫瘍を形成できたのは一株のみでした。B細胞株は通常マリモのような塊をつくって増殖

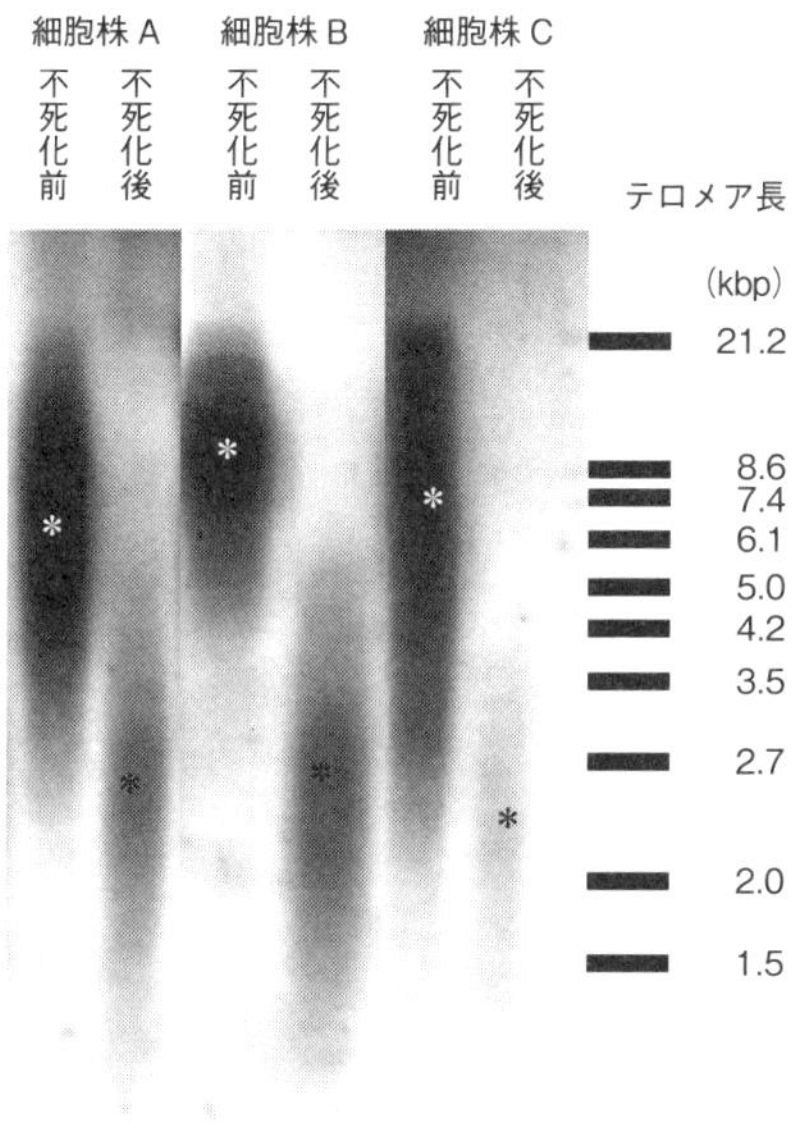

図14　不死化によるテロメア長の短縮（Okubo et al.: *Cancer Genet. Cytogenet.* 129 : 30, 2001をもとに作成。kdp=1000塩基対）
＊印は不死化前後のテロメア長の平均的位置を示し、不死化によりテロメア長が3 kbp以下に著しく短くなっていることがわかる。

しますが、腫瘍形成能を持った細胞株では、細胞がフラスコの底にアメーバのように張り付き、多くはバラバラに存在していました。面白いことに、見るからに〝悪者の〟面構えを持っているのです。

不死化細胞株の中にも腫瘍形成能を持つものと持たないものがあるのです。このことは、臨床的にも、がん細胞は比較的良性なものから悪性なものまであるという事実とよく合います。不死化してはいるががん化していない細胞は、後述する、いわゆる「がんもどき」に相当するものでしょう。

テロメアクライシスを経てがんになる

では、以上の実験と同じようなことがヒトの生体内でも起きているのでしょうか。石川冬木（京都大学教授）のグループは、テロメアクライシスを介して白血病細胞が生じることを、患者の資料の解析から導いています（参考資料31）。解析したのは、一五例の慢性骨髄性白血病（CML）と一四例の急性骨髄性白血病（AML）です。

慢性であるCMLが急性に転化すると、テロメラーゼ活性が劇的に上昇しました。すなわち、慢性期ではすべてのサンプルでテロメラーゼ活性は低かったのですが、急性転化後はすべてのサンプルが非常に高い活性を示しました。もともと急性化しているAMLのサンプルはほとんどが高いテロメラーゼ活性を示しました。CML、AMLいずれの場合でもテロメア長は健常人の血液細胞と比較して短かったのですが、とくに急性転化したCMLのサンプルはいずれも五〇〇〇塩基対以下の、著しく短いテロメア長を示しました。石川はこの現象に基づき、テロメアクライシスによって染色体に断裂‐融合‐架橋という一連の変化が生じて発がんするという仮説を、世界に先駆けて提唱しました。

生体内の固形がんは、白血球のような遊離の細胞と違って解析が簡単ではありません。しかし最近、がんとその周辺の組織をそのままの状態で分析し、テロメア長を測定する定量的FISHという技術が開発されて、固形がんでも、がん細胞とその周辺の正常細胞のテロメア長を定量的に比較することができるようになりました。東京都老人総合研究所の田久保海誉《かいよ》らのグループを始めとして多くの研究者が、やはりテロメアクライシスを介してがん化している証拠を多数報告しています（参考資料32）。例えば、肝がん細胞と周囲の正常な肝臓細胞とを比較すると、がん細胞ではテロメア長が正常細胞に比べて短く、また、強いテロメラーゼ活性を持っていることがわかっています。類似のテロメラーゼの活性化とテロメアの短縮傾向は、大腸がん・胆道《たんどう》がん・肝がんなどの消化器系がん、肺小細胞がん、T細胞リンパ腫や子宮頸《けい》がん、前立腺がん、乳がんでも観察されています。

このようなメカニズムから、次のように言えます。ヒトは年をとるとがんになりやすくなるというのは、逆に言えば、年をとるまではがんになりにくいということです。テロメアクライシスを迎えるまでには多くの細胞分裂を繰り返す必要があるので、このルートでがん化するには時間がかかるのです。がん細胞の中にテロメア長が短いものがあれば、それは細胞分裂を繰り返して、テロメアクライシスを介してがん化したことを示唆します。

このような加齢に伴うがんとは異なり、がんの中には、これまで述べてきたように、先天的な遺伝子疾患によりがん化するものもありますが、一般にこのような遺伝子疾患によるがんは若年で起きる傾向が強いのです。

†見えてきた発がんプロセス

以上のテロメアの研究から、テロメアクライシスを介する発がんメカニズムは次のようなものとわかってきました。

①正常細胞の老化

正常細胞では、ヘイフリックが報告したように、大部分は新陳代謝に伴う細胞の更新によってテロメアが短縮しますが、その長さが五〇〇〇塩基対程度に短くなって、いわゆるヘイフリック限界に近づくと増殖を停止し老化細胞へと移行します（図15）。これは、前述したチェックポイント機構によるものです。通常、このようにして老化した細胞は細胞分裂を停止したままでとどまるか、死ぬかして、がん化することはありません。

②異常増殖から発がんへ

一方、休止中あるいは新陳代謝のために分裂中である正常細胞が、腫瘍ウイルスや発がん物質、放射線などによる刺激を受けて、その細胞のがん抑制遺伝子、あるいはがん原遺伝子が変異すると、非常に活発に増殖する細胞へと形質転換します。やがて、形質転換した細胞は五〇〇〇塩基対のヘイフリック限界を超えて細胞分裂を続け、テロメアが短縮します。ヘイフリック限界を超えた細胞は染色体が不安定になり、テロメアクライシスに陥り、染色体異常を招いて大部分の細胞は死にます。

しかし、一部の細胞は染色体異常によって引き起こされた遺伝子変異を逆用して、テロメラーゼの活性化などを誘導して不死化細胞へと変化します。不死化した細胞の一部はさらなる遺伝子変異を受けて腫瘍形成能や転移能などを獲得して、より悪性ながん細胞に変化します（次頁の図16）。一方、テロメアクライシスを介さず、遺伝子変異により不死化するルートもあるので、それも併せて図には示してあります。この図からもわかるように、がん化は複数のステップを踏むことで初めて成立し、テロメアクライシスを介するが

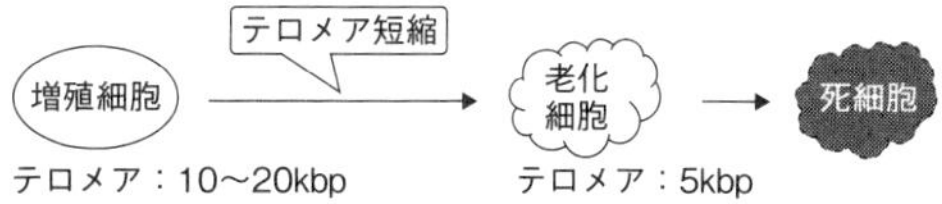

図15　正常細胞の老化（kbp=1000塩基対）

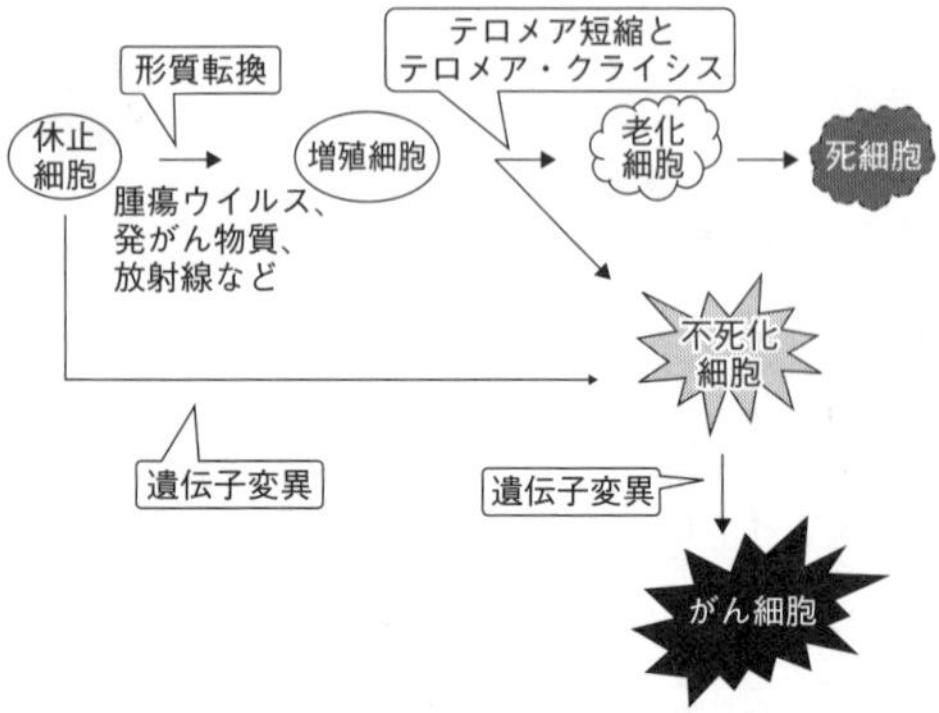

図16　形質転換細胞の老化、不死化、がん化（参考資料30より）

ん化は、とくに長い期間を必要とすると考えられます。

腫瘍ウイルスなどの刺激により形質転換した細胞は、ヘイフリック限界（テロメア＝五〇〇〇塩基対）を超えて増殖し、テロメアの短縮が続きます。やがてテロメアは不安定となりテロメアクライシスを迎え、多くの細胞は老化し、死にます。しかし、稀に一部の細胞がこのときに生じる遺伝子変異で不死化し、さらにはがん細胞へと変化します。

表7（一二四頁）には、図16における遺伝子変異の要因と種類を示してあります。放射線はがん化の要因の一つであり、ほかにも多くのがん化の要因があることが表からもわかります。

†がんを避ける方法

これまでに述べたがんの生物学を踏まえて、がんにならないためにはどうしたらよいか考えてみましょう。

①遺伝子変異原を避ける

まず、遺伝子に障害を与える各種の遺伝子変異原を避けるべきです。例えば化学物質、放射線などです。過度に紫外線に当たるのも好ましくありません。化学物質との関連では、喫煙が最大のリスクです。現在では禁煙が推進され、発がん性の食品添加物なども厳しく規制されていますから、これらのことは常識化していると言っていいでしょう。

②炎症を避ける

がんと炎症の関係に関する研究は歴史が古く、近代病理学の開祖であるドイツのルドルフ・ウィルヒョーが一八六三年に発表した学説にまでさかのぼります。彼は、刺激により組織が損壊された後に起こる炎症の局所からがんが発生するという説を提唱しました。現在この説は、胃がん、肝がん、大腸がんなどで立証されています。

ピロリ菌は一九八三年に慢性胃炎の患者から分離されたグラム陰性らせん桿菌《かんきん》で、一九九四年にWHO／IARC（国際がん研究機関）によって発がん因子であると断定されました。ピロリ菌で引き起こされた炎症部位に集まってきた活性化マクロファージから活性酸素などのフリーラジカルが放出され、直接胃粘膜上皮に作用してDNAに変異を起こす、といった過程を踏んで発がんに至ると見られています。ピロリ菌感染はやがて胃がんの前状態である萎縮性胃炎を引き起こします。萎縮性胃炎になると血中のペプシノーゲン（PG）ⅠとⅡの二つのタイプのうち、Ⅱの比率が大きくなることを三木一正（東邦大学名誉教授）が発見し、この原理を応用して胃がんの予知のための診断方法を確立しました。彼はNPO法人「日本胃がん予知・診断・治療研究機構」を設立し、PG法とピロリ菌を組み合わせた「胃がんリスク検診」の普及活動を推進しています。一次予防としてピロリ菌を抗生物質で除菌し、二次予防として検診を受ければ、一〇年以内に胃がん患者は現在の五分の一〜一〇分の一に減るとのことです。

C型肝炎ウイルスは、文字通り肝臓に炎症を起こしますが、その後、慢性肝炎、肝硬変という過程を経て、かなり高い頻度で肝がんを引き起こします。日本人の肝がんの多くはC型肝炎によるものです。また、C型肝炎ウイルスは強い酸化ストレスを誘発し、DNA損傷を引き起こします。この結果、肝臓細胞が破壊され、強い炎症が引き起こされます。同時に細胞DNAには損傷が蓄積します。これらが肝がんの主な原因と見られます。

また、肝がんを発症するまでには、このウイルスに感染後一五年余りの長い期間を要しますので、先に述べたように、テロメアクライシスを介した回路が同時に介在している可能性が高いと思われます。肝臓は非常に活発な再生能力を持つ臓器で、肝炎で破壊された肝臓細胞は新たにつくられた肝臓細胞で置き換えられていきます。したがって、慢性肝炎では継続的に肝臓細胞の活発な増殖が起こります。

胃がんと肝がんを例に説明しましたが、炎症は体内のさまざまなところで活性酸素などを放出してDNA変異を促進し、また細胞分裂を高めてテロメアクライシスへと導くことで、発がんを促進します。胃がんや肝がん以外にも、慢性潰瘍性大腸炎およびクローン病による大腸がん、シリカやアスベストによる慢性気管支炎および肺がん、膀胱炎による膀胱がん、歯肉炎、虫歯による口腔がん、舌がん、紫外線の皮膚炎によるメラノーマの誘発など、炎症と関連したがんが多く知られています。ですからどのような炎症でも、なるべく早く治療しなくてはなりません。

③感染症を避ける

C型肝炎ウイルスをはじめとする腫瘍ウイルスやピロリ菌に見られるように、感染症とがんには強い関連があることがはっきりしてきたので、感染症にも気をつける必要があります（なお、ヒトパピローマウイルスと子宮頸がんの関連についてはがんワクチンの項目で触れます）。

④過食を避ける

過食は体内での酸化ストレスを高め、がんの遠因にもなることがわかっています。米国がん学会が二〇〇二年に公表した、がんを予防するための食事と運動のガイドラインも、肥満ががんの発症に関連していることを示しています。研究者の発表では、脂肪過多が原因と見られるがんは、子宮内膜がんの四九％、食道がんの三五％、すい臓がんの二八％、腎臓がんの二四％、胆嚢がんの二一％、乳がんの一七％、結腸直腸がんの九％にものぼります（米国がん研究所、二〇〇九年）。

†がんの治療法①――抗がん剤による化学療法

がん治療の三本柱は、外科手術、抗がん剤による化学療法および放射線治療です。最近はこれに加えて、がん免疫治療も末期がんの患者などに使われるようになってきました。このうち、ここでは外科手術については触れませんが、外科手術の最大の欠点は臓器を部分切除ないし摘出することだと指摘しておきます。

①低分子化合物

抗がん剤は、手術や放射線療法で完治せず、体に広がってしまったがんを治療するために多用されています。抗がん剤は大別すると、低分子化合物、抗体医薬、さらには最近開発中の核酸医薬の三つがあります。現在使用されている大部分の抗がん剤は低分子化合物であり、抗体医薬も市販されるようになりましたが、核酸医薬は研究開発段階です。

低分子化合物の抗がん剤の多くは、がん細胞の細胞分裂を抑制する薬剤で、DNAに損傷を与えるものも少なくありません。というより、多くの抗がん剤はDNAに損傷を与えてがん細胞を殺すといったほうが正確です。抗がん剤は「がん細胞も殺すが人も殺す」と言われていることにも一理はあります。

さらに、多くの抗がん剤は遺伝子変異を引き起こすので、皮肉にも同時に発がん作用をも持っています。新陳代謝が活発で、日々新たな細胞が再生されている造血系や免疫系の細胞、腸管上皮細胞、毛根細胞などはがん細胞と同じように抗がん剤で攻撃されます。その結果、貧血、免疫機能の低下、下痢、脱毛といった副作用が顕著に現れます。

一口にがんといっても、いわゆる「がんもどき」といわれるように良性腫瘍に近いものから、スキルス胃がんのように極めて悪性のものまで、ピンからキリまであります。抗がん剤の効果もがん種によって異なります。そこで、抗がん剤がよく効くがん種と効かないがん種をよく知っておく必要があります。この点に関しては近藤誠（慶応大学医学部講師）の近著に詳しいので、以下にその一部を紹介します（参考資料33）。

化学療法で治るがん――急性リンパ性白血病、急性骨髄性白血病、ホジキンリンパ腫、非ホジキンリンパ腫のうち中・高悪性度群、睾丸《こうがん》腫瘍、子宮絨毛《じゅうもう》がん、小児腫瘍

化学療法での反応率は高くがんは縮小するが完治は困難ながん――小細胞肺がん、乳がん、卵巣がん、慢性骨髄性白血病、多発性骨髄腫、非ホジキンリンパ腫（低悪性度群）

化学療法による反応率が低い固形がん――脳腫瘍、頭頸部がん、甲状腺がん、非小細胞がん、食道がん、胃がん、大腸がん、肝がん、胆道がん、膵がん、腎がん、膀胱がん、子宮頸がん、子宮体がん、前立腺がん

では、どのグループのがんに抗がん剤を使用すべきでしょうか。この点になると医師によっても見解は異なるようです。おそらく効かないと思われるがんであっても、「もしかしたら効くのではないか？」というはかない望みを持つことも無理のないところでしょう。しかし、それ相応の副作用による苦しみを伴うことも覚悟しなければなりません。医師は状況をよく説明して、最後は患者なりその家族が決めることになります。

②抗体医薬

抗体医薬の代表的なものは、がん細胞に特異的に発現している抗原分子に対する抗体（主にヒト型のモノクローナル抗体）を投与してがん細胞を殺す医薬です。この場合、抗体が結合したがん細胞を最終的に殺すのは抗体自身ではなく、マクロファージやナチュラルキラー細胞といった免疫細胞です。これを、抗体依存性細胞毒性（ＡＤＣＣ）といいます。

さらに、これらの免疫細胞を活性化する薬剤の開発も行われています。

抗体医薬の最大の利点は副作用が少ないことです。現在は、白血病、乳がん、大腸がんで抗体医薬が使われていますが、数は限られています。しかし、抗体医薬の開発研究は盛んで、今後さらに発展することが期待されています。

③核酸医薬

核酸医薬とは、DNAやRNAといった核酸を直接抗がん剤として使おうとするものです。代表的なものにアンチセンスDNAとsiRNAがあります。ここでは、siRNAについて簡単に説明しておきます。すでに紹介したように、細胞は、ウイルスの侵入に対してRNA干渉という現象によって、ウイルスが発現するmRNAを分解し、ウイルスの増殖を阻止する機構を持っています。このときに作用するのが二一塩基対ほどの長さのsiRNAです。

がん細胞は、DNAの複製や細胞分裂に直接関与する酵素タンパク質を高発現して、がん細胞の活発な増殖を保障しています。そのようなタンパク質のmRNAに対するsiRNAを投与すると、mRNAが分解され、そのタンパク質の発現は阻止されます。その結果、がんの増殖は抑制されるはずです。このような核酸医薬は特異性が高く、毒性が低いという利点があり、注目されています。最大の問題点は、siRNAは血液や体液中で分解され

分類	化学名（商品名）	がん細胞	標的分子	製剤の形態
抗体医薬	イブリツモマブチウキセタン（ゼヴァリン）	B細胞リンパ腫	CD20（細胞表面抗原）	抗体製剤：放射性化合物を結合し、それによりがん細胞を殺す。
	ゲムツズマブオゾガマイシン（マイロターグ）	急性骨髄性白血病	CD33（細胞表面抗原）	抗体製剤：抗がん剤を結合し、それによりがん細胞を殺す。
	リツキシマブ（リツキサン）	B細胞性非ホジキンリンパ腫	CD20（細胞表面抗原）	抗体製剤
	セツキシマブ（アービタックス）	大腸がん	上皮成長因子受容体	抗体製剤
	トラスツズマブ（ハーセプチン）	乳がん	HER 2（細胞表面タンパク質）	抗体製剤
	ベバシズマブ（アバスチン）	大腸がん	VEGF（血管内皮細胞増殖因子）	抗体製剤：血管新生抑制
低分子化合物	イマチニブ（グリベック）	慢性骨髄性白血病&消化管間質腫瘍	チロシンキナーゼ（酵素）	低分子化合物
	エルロチニブ（タルセバ）	非小細胞肺がん	チロシンキナーゼ（酵素）	低分子化合物
	ゲフィチニブ（イレッサ）	非小細胞肺がん&腺がん	チロシンキナーゼ（酵素）	低分子化合物：日本での副作用が問題となった。
	ソラフェニブ（ネクサバール）	腎臓がん	キナーゼ（酵素）	低分子化合物：血管新生を抑制
	ボルテゾミブ（ベルケイド）	多発性骨髄腫	プロテアソーム（不要タンパク質を分解する酵素）	低分子化合物
	ラパチニブ（タイケルブ）	乳がん	アポトーシス（促進）	低分子化合物
	トレチノイン（ベサノイド）	急性前骨髄球様白血病	細胞の正常な分化促進（異常遺伝子 *PML-RARα*）	レチノイン酸（ビタミンA誘導体）

表8　分子標的薬としての抗がん剤一覧（抗がん剤の種類と副作用 http://www.anticancer-drug.net/ を元に作成）

やすいことです。そのためにいかに確実にがん細胞の中にまで届けるかという、ドラッグ・デリバリー（薬物送達）の方法の開発がsiRNA医薬の最大の課題になっています。核酸医薬も、次に述べる分子標的薬の一種です。

④分子標的薬

特定の分子をターゲットとする分子標的薬の抗がん剤開発も活発になっています。分子標的薬については、肺がん遺伝子を標的とするものをすでに紹介しました。分子標的薬の抗がん剤もやはり、低分子化合物、抗体医薬、核酸医薬にわかれます。すでに販売されている分子標的薬としての抗がん剤を表にまとめました。

これらの薬は二つに大別されます（表8）。一つはがん細胞表面の抗原タンパク質を標的とする抗体医薬です。乳がん治療薬のハーセプチンはその代表例です。ハーセプチンはヒト化モノクローン抗体で、乳がん細胞の表面に存在するがん遺伝子産物であるHER2タンパク質に結合します。その後、このようにして抗体が結合したがん細胞は、ナチュラルキラー細胞や単球の攻撃を受けて殺されます。白血病やリンパ腫に対する抗体製剤の抗がん剤もこの仲間です。

もう一つは、各種酵素に対する低分子化合物の阻害剤で、代表的なものはチロシンキナーゼ阻害剤です。*SRC*などの多くのがん遺伝子によってコードされるタンパク質は、チロシンキナーゼ活性を持ち、がん細胞の細胞間の情報伝達や細胞増殖に関与していると考えられています。例えばイマチニブはBCR‐ABLチロシンキナーゼ活性を選択的に阻害し、慢性骨髄性白血病および消化管間質腫瘍に治療効果があります。

分子標的薬としての抗がん剤は、がん細胞の特定の分子に向けられているので、一見副作用が少ないように思われます。しかし、肺がん治療薬のイレッサには間質性肺炎という重篤な病気を引き起こす副作用のあることがわかり、訴訟に持ち込まれました。その結果、大阪地裁は製薬会社の責任を一部認めるも、薬を認可した国の責任は認めませんでした（二〇一一年二月二五日）。一方東京地裁では国と製薬会社の責任を一部認める判決を言い渡しました（二〇一一年三月二三日）。分子標的薬は夢の薬でもある一方、このような事件が警告を発しています。

†がんの治療法②——放射線療法

体外からX線やγ線をがん組織に当てる体外放射線療法は、がん細胞を直接の標的として、周囲の正常組織に対する損傷を最小限にすることが可能です。したがって、抗がん剤より優れていると主張する医師は少なくありません。米国やヨーロッパでは放射線療法が盛んです。

近年、日本でも放射線治療を受ける患者が増え始め、これまであまり対象となっていなかった初期のがんにも使われるようになってきました。その最大の理由は、外科手術の欠点である臓器の摘出を回避できるからです。ただし、放射線には発がん作用があり、放射線療法に使用される線量は高いので、周辺組織への照射を最小限に抑える必要があります。幸い近年はとくにコンピュータ技術が発達したので、より限定してがん組織に放射線を照射する技術の向上が図られています。

なお、最近注目されている放射線療法に、重粒子線治療があります。陽子線や炭素イオンと結びついた量子波の性質を用いて、隣接する組織への被ばく線量を極端に減らすことができるのが最大の利点です。

X線やγ線による療法では、直接DNAに損傷を与える効果のほかに、組織中の酸素分子を活性酸素やフリーラジカルに変化させることによって、がんを殺傷することが期待されています。しかし多くのがん組織には無酸素領域があるので、X線やγ線ではこのような部位には効果が期待できないという欠点がありました。

一方、重粒子療法では、高い線量を無酸素状態の腫瘍組織に当てて効果をあげられるという利点があります。これまで放射線療法の対象になりにくかった、骨軟部の肉腫や頭頸部の悪性骨肉腫などの放射線抵抗性腫瘍に対しても良好な治療成績をあげられることが、一九九四年から始まった放射線医学総合研究所の臨床試験で明らかになりました。ただし、重粒子療法には設備投資などに多額の費用がかかり、治療費も高額（三〇〇万円前後）になるという欠点があります。日本では上記研究所の重粒子線医科学センターを始めとして数カ所の施設で治療が実施されています。

†がんの治療法③——がんワクチン

免疫機構は、主に細菌やウイルスといった外来性の病原体から身を守るのに大きな役割を果たします。しかし、獅子身中の虫ともいうべき、体内で発生する悪性新生物（がん）に対しても一定の防御効果のあることが次第に明らかになってきました。抗がん剤の項目で紹介した抗体医薬も、この原理の一部を応用したものです。

ここでは、がんワクチンに焦点を当てて紹介します。がんの免疫療法としては、これまでにキノコの成分を用いた免疫賦活《ふかつ》剤を始めとして多くの試みがなされてきました。これらの療法には副作用はほとんどありませんが、いずれもがん細胞に特異的な抗原を用いた免疫ではなく、免疫機能全体を活性化しようとするもので、その効果も必ずしもはっきりしませんでした。それらとは違って、今のがんワクチンは、がん抗原に対する獲得免疫反応を誘導するという手法をとります。

①ペプチドワクチン

がん細胞が細菌やウイルスといった病原体と異なるのは、細胞表面の抗原がほとんど正常細胞と同じであるという点です。ですから免疫細胞にとって、がん細胞を異常な細胞として見分けることは通常は困難です。しかし、それほど多くはありませんが、宿主免疫系が攻撃の対象として認識できるがん細胞の抗原もあります。このようながん抗原は、正常細胞では全く発現していないか、発現していてもごく少量ですが、がん細胞では過剰発現します。

メラノーマ、乳がん、大腸がん、白血病などで固有のがん抗原が報告されていて、がんワクチンに応用されています。例えば、メラノーマは抗原性が高いがんの一つで、メラノーマ抗原（Melanoma antigen: MAGE）が同定されています。また、杉山治夫（大阪大学教授）のグループが白血病細胞で発見したWT1抗原は多くの固形がんにも発現されており、がんワクチンに使えることが知られています（参考資料34）。

この抗原に由来するWT1ペプチドは九個のアミノ酸残基よりなり、ワクチンとして使うことが期待されています。このペプチドは正常細胞にも多数存在しますが、正常細胞とがん細胞では異なる点があります。免疫細胞はこのペプチドとHLA分子（免疫での自他認識に関与する抗原）の複合体を一緒に認識しますが、がん細胞では正常細胞と異なりWT1ペプチドが認識しやすい形でHLA分子のポケットに入った状態で存在します。そのため、がん細胞のみが細胞殺傷作用を持つCD8+T細胞（キラーT細胞を含む）をはじめとする免疫系による攻撃を受けます。現在効果を確かめる臨床試験が進行中で、その結果が待たれています。

②自家がんワクチン

自家がんワクチンとは、手術で取り出した患者自身のがん組織（約二グラム）をホルマリン処理後、無毒化し、同じ患者に免疫してがんを抑制する方法です。がん組織で免疫する場合には、特殊な免疫刺激剤（アジュバント）を混ぜて免疫を強化します。この自家がんワクチンはセルメディシン社などの企業が有料で実施しています。セルメディシン社では現在までにすでに一三〇〇例以上の投与成績があり、とくに脳腫瘍と肝がんで良好な成績が得られているとのことです。この場合もやはり、キラーT細胞によってがん細胞が殺されると考えられます。

自家がんワクチンは、患者個人から採取したがん細胞を抗原に用いるので、もしがん細胞に特異的な免疫反応が誘導されれば、それは患者自身のがんに向けられるという保証があります（参考資料34、35）。具体的にどのような抗原が作用しているかはわかりませんが、その中には上記のWT1抗原が含まれている可能性もあります。

がん免疫療法には、外科手術、放射線療法、化学療法に見られるような強い副作用がないことが大きな特長です。今のところ効果は必ずしもそれほど高いとは言えませんが、例えば、自家がんワクチンの筑波大学での臨床試験では、脳腫瘍のうちでも難治性である多型膠芽腫《こうがしゅ》で、一二例のうち完全寛解一例、部分寛解一例で、奏効率一七％、一過性の効果や長期不変が見られた症例も加えた疾患制御率は四五％と報告されています。副作用が強くないので、末期がんでの高いＱＯＬ（生活の質）を維持する面で今後期待されるかもしれません。

③子宮頸がん予防ワクチン

がんの原因となるＥＢウイルス、Ｃ型肝炎ウイルスのような腫瘍ウイルスについてはすでに述べました。ヒトパピローマウイルス（ＨＰＶ）も腫瘍ウイルスの一種です。ＨＰＶにはいろいろな種類がありますが、その中でＨＰＶ16型とＨＰＶ18型は子宮頸がんの原因ウイルスです。

ＨＰＶ16型とＨＰＶ18型に対するワクチンを作製して接種すれば、これらウイルスの感染を防御でき、結果として子宮頸がんを予防できると考えられます。このような考えに基づいて開発されたのが、子宮頸がん予防ワクチンです。この原理は、従来の病原体に対するワクチンと本質的には同じです。このワクチンは二〇〇六年に米国をはじめ諸外国で認可され、わが国では二〇〇九年一〇月に認可されました。ただし、すでに感染したＨＰＶを排除したり、子宮頸がんを治療したりする効果はなく、あくまで予防ワクチンです。また、ワクチン接種による失神などの副作用が報告されていますので、医師とよく相談する必要があります。

がん細胞に関しては最近、がん幹細胞仮説が提唱されています。治療によって大部分のがん細胞を除いても、ごく少数のがん幹細胞が生き残っていれば再発が起こりうることになり、これが、がんにおいてしばしば再発が起きる理由だと考えられているのです。がん幹細胞を標的として除去することができれば、がんの転移や再発の防止にも有用な治療法の開発につながることが期待されています。がん幹細胞については次章（一五八頁）で詳しく紹介しましょう。

第七章
再生機能と再生医療

†寿命を決める臓器

臓器移植で主に移植されるのは、肝臓、心臓、腎臓です。それは、これらの臓器の障害が生命の維持にとって致命的だからです。

臓器と寿命の関係を桶のモデルで示しました(図17)。個体の寿命は図の桶の容量と同じで、臓器fの寿命(高さ)で決まるのです。事故や病気、あるいは老化などで機能不全に陥る臓器は人により異なります。老化にしても、ある人は老眼になっても、髪はふさふさで真っ黒であり、別の人は逆に眼は全く問題がないのに、頭は真っ白ということはよくあります。臓器についても同様です。ある臓器の障害が致命傷になるときでも、その臓器のみを健全なものに取り換えればあと何十年も生きられるということも珍しくありません。

そこで、一二〇歳まで生きるためには再生医療が大きな意味を持ってきます。ある臓器が仮に致命的でない場合でも、健全な臓器に置き換えてやればより質の高い生活を送り、寿命をのばすことができます。

では臓器はどのようにして再生すればよいのでしょうか。いま、山中伸弥(京都大学教授)がつくりだしたiPS細胞(人工多能性幹細胞)が大きな注目を集めています。iPS細胞は、原理的には自分の体細胞をもとにして、あらゆる組織、臓器の細胞を再生でき、再生医療に利用できるからです。

しかし、そもそも私たちの体には再生機能が備わっていて、特別のことがなくても、日常の新陳代謝で活発に活動しています。もともと再生機能があるからこそ、潜在的にはヒトは一二〇歳まで生きられるのですし、iPS細胞という応用の可能性も出てきたのです。じつはiPS細胞開発より以前から、体に備わっている再生機能を応用して、体性幹細胞を用いる再生医療が行われてきました。これは自己の幹細胞を試験管の中で増やし、体に戻すというもので、問題が少ないため、すでに実用化段階に達しているのです。

一方、ES細胞（胚性幹細胞）やiPS細胞は、自分の体性幹細胞を用いることなく、組織を再生しようというものです。例えば遺伝的疾患を持った人では、自己の体性幹細胞は同じ遺伝的欠陥を持っている可能性が強いので使えませんが、

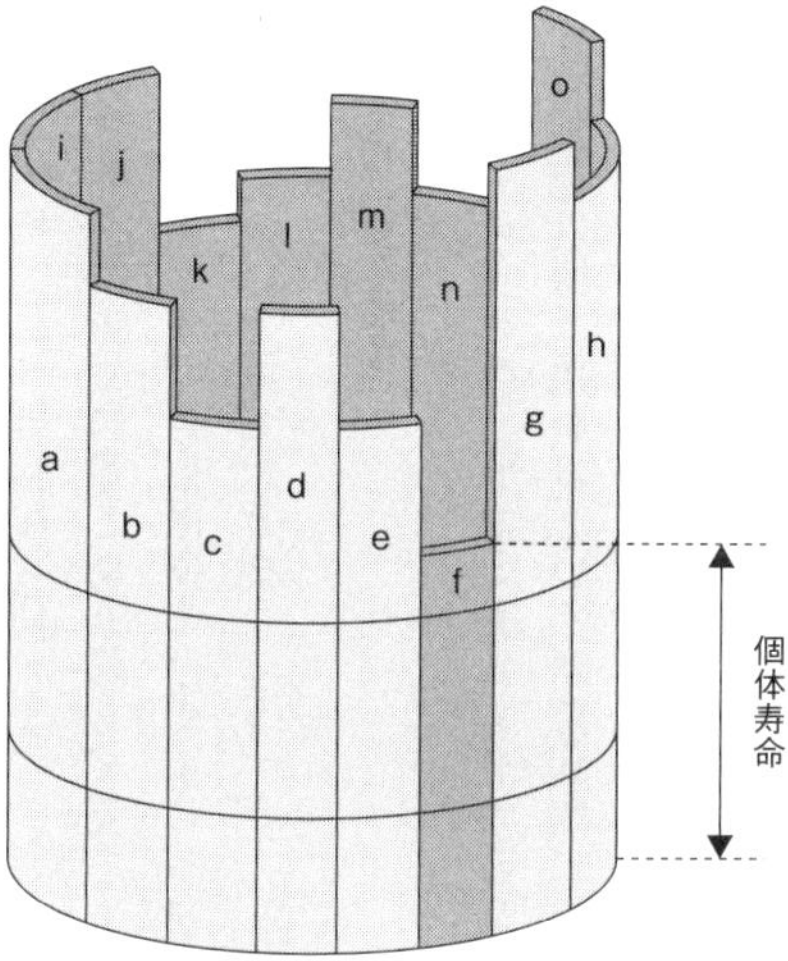

図17　臓器と寿命の関係（参考資料15より）

ES細胞やiPS細胞なら使えます。

再生能力は再生医療と切り離して見ても、それ自体で寿命を支える身体の重要な機能です。そこでまず、再生医療の話の前に、身体に備わっている再生能力と、そこで活躍する幹細胞について見ていきましょう。

†若さを保つ再生機能

私たちの体は、日常さしたる変化がないように見えても、じつは古い細胞が破棄され新しい細胞に置き換わるという新陳代謝によって、体を構成する組織や器官の若さが保たれています。

例えば皮膚の上皮細胞です。ヒトは平均八三年間も生き続けて、健全な皮膚を維持していますが、考えてみればこれは大変なことです。皮膚は常に外界と接触し、暑さや寒さにさらされ、霜焼けになれば皮膚の一部が壊死することもあり、強い紫外線で水膨れにもなります。擦り傷などの外傷は子供では日常茶飯事です。このような損傷にもかかわらず、皮膚は常に再生されて体内の水分が無制限に失われるのを防ぐとともに、ウイルス、細菌、あるいは寄生虫のような病原体が体内に侵入するのも防ぐ盾の働きもしています。

皮膚の最上層は、表皮細胞が最終的に分化（末端分化）して成熟し、最後はケラチン層

（角質層）の細胞になります。ケラチン層の細胞では核が分解消失し、中にはケラチン線維とセメント様物質、および脂質が詰まっていて、強靭な防壁を形づくっているのです。ケラチン層は少しずつはがれて垢となり、下から新たに再生された表皮細胞が補われることで、皮膚の表面は常に健全に保たれています。傷などで皮膚の一部が欠落すれば速やかにその箇所は癒されます。これは、皮膚が活発な再生機能により新陳代謝を行っているからです。

皮膚の場合には目に見えるので理解しやすいのですが、目に見えない体内でも活発な再生活動が進行しています。例えば赤血球は、中に含まれているヘモグロビンを用いて酸素を運ぶ働きをします。赤血球は役目を終えるとやがて脾臓や肝臓で破壊されますが、その寿命はヒトでは約一二〇日です。毎日このようにして寿命を終える赤血球の数は一〇〇〇億個にもなります。当然それに見合う新しい赤血球がつくられて補給されます。ケラチン細胞と同様、末端分化して成熟した赤血球は核を持たず、細胞分裂はできません。

皮膚にできものができることがありますが、細菌感染したできものの箇所には、リンパ球、顆粒球、単核球など「白血球」と総称される細胞が集まります。それらが病原体と闘い、その結果、膿《うみ》がたまって、最後には治癒します。この膿は大部分が病原体との闘いの果てに死んだ白血球の死骸です。そのあとには当然、新しい白血球が補給されます。白血球は常にリンパ管や血液を介して体中をパトロールし、病原体に出会うと闘い、最後は死にますが、犠牲となった白血球に代わって再生により新しい細胞が補給されるわけです。

さまざまな細胞の中で最も消耗と新陳代謝が激しく、数日以内で新しい細胞に入れ替わる必要がある細胞はどこでしょうか。それは消化管上皮細胞です。胃や腸管内の表面を覆っている上皮細胞は、消化のための各種の消化酵素、化学成分、食物の残滓《ざんし》、大腸菌をはじめとする細菌などに常にさらされています。また、胃の中は酵素による消化を行うため強い酸性になっているので、上皮細胞の寿命は数日なのです。

いろいろな臓器の中でも極めて高い再生能力を持っているのが、肝臓です。生体肝移植が可能なのは、肝臓の一部を切り取ってほかの人へ移植しても、切り取られた部分が速やかに再生されるからです。

肝臓は「肝心」「肝腎」という言葉通り、心臓・腎臓とともに生命維持にとって最も大切な臓器で、各種臓器の中で最大です。生体の化学工場とも呼ばれる肝臓では、種々の化学物質の解毒を行っており、大量飲酒で取り込まれたアルコールもここで代謝されます。この代謝に伴い大量の活性酸素が放出されると、肝臓は障害を受け、ひどくなるとアルコール性肝炎になります。B型あるいはC型肝炎ウイルスの感染によっても大量の活性酸素が放出され、肝炎で肝細胞が死滅してしまうので、再生能力が欠かせません。

体内、体外の傷や組織・器官が再生すると、それに伴い当然ながら毛細血管とその血管内皮細胞も活発に新生されます。ただし、いったんつくられた血管内皮細胞の寿命は一般にほかの細胞に比べて長く、一〇〇〇日以上であると考えられています。毛細血管は直径が約八〜一〇ミクロン程度で、体中に張り巡らされており、全長は九万キロメートル近く、ほぼ地球を二周半する長さになります。その中を栄養や赤血球が通って酸素を補給し、老廃物や炭酸ガスを回収します。また白血球などの免疫系の細胞もパトロールしています。

†カギとなる幹細胞

このような再生機能に関わっているのが幹細胞です。日頃の我々の体細胞の再生でも、後ほど述べる再生医療でも、幹細胞がカギとなります。では幹細胞とは何でしょうか。

皮膚の上皮細胞や赤血球のように、末端分化して成熟した細胞は、増殖することができなくなります。ですから新しい細胞は別の細胞から再生しなければなりません。そこで活躍するのが幹細胞です。幹細胞は、大もとになる未分化な細胞で、これが末端分化して別の細胞となる娘細胞と、自分と同じ未分化な娘細胞の二つに不等分裂するのです。自己の再生を保障しつつ、分化した細胞をつくりだすわけです。幹細胞は事実上、人体のすべての組織に存在し、幹細胞さえ健全であれば、組織は必要なときに分化した細胞を増やすことができます。

不等分裂のメカニズムは二つのケースにわかれます。第一は、生まれた二つの娘細胞自身は全く同じであるが、たまたまそのおかれた環境が異なるために、一つは幹細胞のまま残り、もう一つは末端分化へと進むケースです。第二は、幹細胞が分裂した時点で、二つの異なる娘細胞が生じるケースです（図18）。図19は筆者らが胸腺細胞で観察した不等分裂の貴重な電子顕微鏡写真です。右側の細胞は自己再生のために未分化な状態にとどまる幹細胞と見られる大きな細胞で、左側は末端分化して小リンパ球になると思われる細胞です。この場合は第二のケースに当てはまります（もっとも、第二のケースでも、不等分裂が形態の上ではっきり認識できないこともあります）。

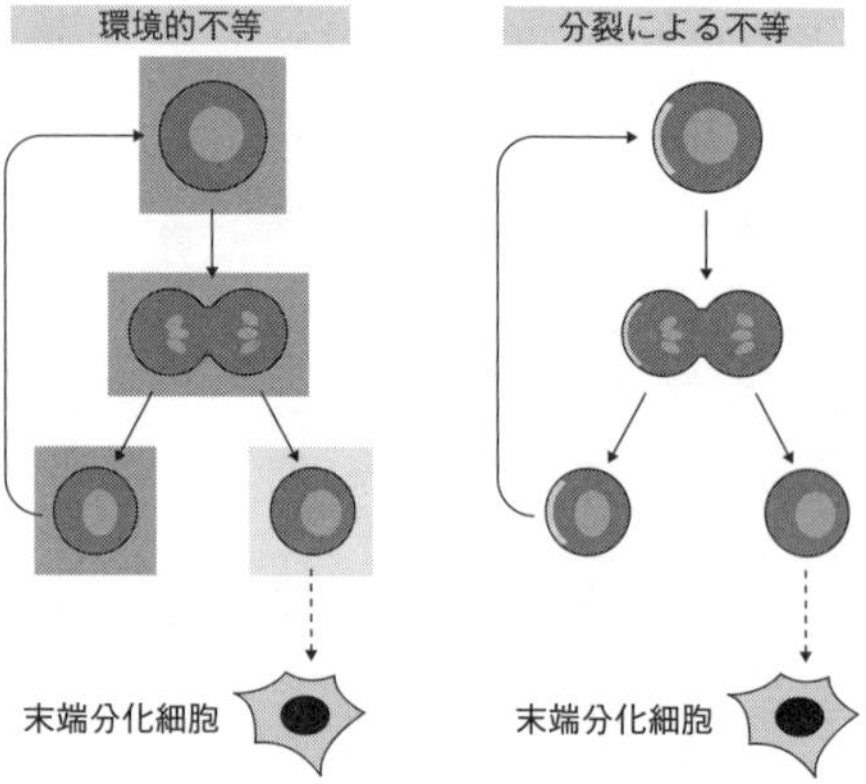

図18　２種類の不等分裂（*Molecular Biology of the Cell* 4th Edition, Garland Science の図を改変）
左は、分裂でできた２つの娘細胞自身は同一（等分裂）であるが、置かれる環境が異なるため、一方は幹細胞として自己再生へ向かい、他方は末端分化に向かう。右は不等分裂によって幹細胞と末端分化に向かう娘細胞にわかれる。

幹細胞は、ほとんどの組織にあります。日常的に活発に増殖する組織・器官（赤血球のような造血系の細胞、リンパ球、皮膚表皮細胞、腸管上皮細胞など）ばかりでなく、肝臓、筋肉、すい臓、脂肪組織、神経組織、生殖組織、間葉系組織といった多くの組織、器官にもあるのです。このような生体の組織に存在する幹細胞は体性幹細胞（成体幹細胞）と呼ばれます。

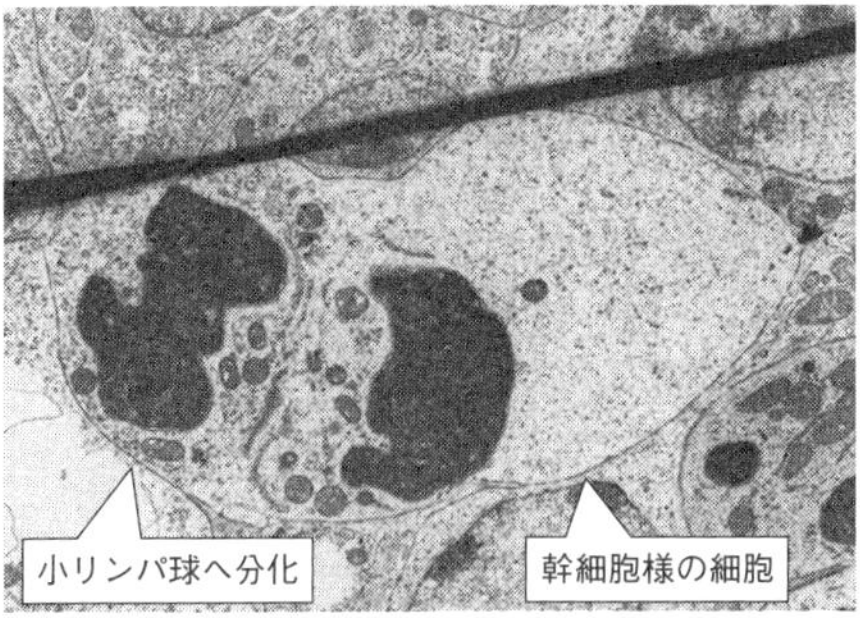

図19　モルモット胸腺リンパ球にみられる不等分裂
(Sugimoto, Yasuda & Asano, Immunology: 4, 707-715, 1981 の図を改変)

体性幹細胞のほかに、人工的につくりだされた幹細胞があります。全能性幹細胞と呼ばれるもので、ES細胞（胚性幹細胞）、クローンES細胞、iPS細胞（人工多能性幹細胞）の三種類があります。

体性幹細胞は、原則としてはそれぞれの組織、器官に特有の細胞を再生します。ただ、再生で生じる細胞は一種類とは限らず、関連した複数の細胞にわたることが多いのです。例えば造血系幹細胞は好中球、好酸球、好塩基球、リンパ球、単球、マクロファージのような白血球、赤血球、血小板、肥満細胞、樹状細胞をつくりますし、肝臓の肝幹細胞は肝細胞と胆管上皮細胞をつくることができます。ＥＳ細胞やｉＰＳ細胞でなくても、そもそも体性幹細胞自体が多能性を秘めているのです。

†幹細胞の寿命と「がん幹細胞説」

このような各種の幹細胞を用いて、再生医療が実現しつつあり、それによって我々の寿命がさらにのびることが期待されています。再生医療の最前線を紹介する前に、そもそも幹細胞に寿命があるのかどうかと、それに関連するがんと幹細胞の関わりについて見ていきましょう。

ヘイフリックの発見で触れたように、私たちの体の細胞は細胞分裂に伴ってテロメアが短縮し、最終的には寿命が尽きます。

ところがＥＳ細胞、生殖幹細胞は不死化しています。強いテロメラーゼ活性があるため、テロメアが細胞分裂によっても短縮しないのです。さらに、いずれも最終的には個体をつくる能力を備えています。

では、体性幹細胞のテロメアは短縮しないのでしょうか。もしも体性幹細胞にもテロメラーゼが存在すれば、私たちも永遠の生命を享受できるのではないかという期待がわいてきます。

その答えは少し複雑です。体性幹細胞にもテロメラーゼ活性があり、そのためにテロメアの短縮をある程度防いでいます。しかし、その活性は生殖系細胞、ＥＳ細胞あるいはがん細胞のようには強くはなく、最終的にはテロメアの短縮が起きて細胞老化が起きるというのが、現時点での一般的見解です。体性幹細胞が強いテロメラーゼ活性を持ってしまうと、がん細胞に容易に変化する危険性をはらむことになるので、強いテロメラーゼ活性の発現は回避されているのでしょう。

じつは発がんのメカニズムには、幹細胞が関わっていることがわかってきました。がん細胞は正常な体細胞と違って、⑴活発な増殖力を持ち、⑵無限に増殖できる能力を獲得しており（不死化）、⑶周辺組織へ浸潤し、体内の離れた部位へも転移する、という三つの大きな特徴を持っています。

大腸菌のような細胞では、細胞分裂で同じ娘細胞が生じる「等分裂」をして無限増殖をします。がん細胞も無限増殖する能力を持っていますので、大腸菌のように等分裂をする均一な細胞集団からできているのかと読者の皆さんは思われるかもしれません。しかし、がん細胞は均一ではなく階層性を持っていて、その頂点に立つのががん幹細胞であるとする「がん幹細胞説」が最近有力な説として注目されています。一九九七年に急性骨髄性白血病（ＡＭＬ）でがん幹細胞が初めて発見され、その後二〇〇〇年代にさまざまながんで幹細胞の発見が報告されています。

がん幹細胞とは、(1)腫瘍が組織に存在する体幹細胞かそれに近い細胞から生じ、(2)したがってその腫瘍がカギとなる幹細胞としての能力を保持した細胞の亜集団（がん幹細胞）を含む、とされています。がん幹細胞は自己再生能力を保持した娘細胞と、より分化した娘細胞の二つの細胞とに不等分裂するので、腫瘍は不均一な細胞集団で構成されることになります。多くの抗がん剤が殺すのは、腫瘍の大部分を占める分化した細胞集団であって、がん幹細胞には抗がん剤は作用しにくい可能性が指摘されています。

このように、がんと幹細胞には深い関わりがあり、それは後述するｉＰＳ細胞の弱点にもつながってきます。

†再生医療にはクローン人間が必要？

カズオ・イシグロの小説『わたしを離さないで』をご存じでしょうか。

英国の、緑豊かな自然に囲まれた寄宿学校ヘールシャムでの話。そこで学ぶキャシー、ルース、トミーの三人は、幼いころからずっと一緒に過ごしてきましたが、じつは三人ともクローン人間で、やがて臓器を提供する運命にあるという設定が背後に隠されています。しかし、彼らはまだそのことを知りません。三人は一八歳になって、校外の農場のコテー

幹細胞の種類	由来	寿命	拒絶反応の可能性	細胞の精製の必要性	がんの危険性	倫理的問題
ES細胞（胚性幹細胞）	非自己初期胚	不死化	あり	あり	あり	あり
クローンES細胞	非自己卵＋自己体細胞核	不死化	なし	あり	あり	あり
iPS細胞（人工多能性幹細胞）	自己体細胞＋遺伝子	不死化	なし	あり	あり	なし
体性幹細胞	自己体細胞	有限寿命	なし	比較的少ない	なし	なし

表9　4種類の幹細胞
（表中の「あり」、「なし」は大まかな目安で、厳密なものではない）

ジで共同生活を始め、生まれて初めて社会の空気に触れる中、一種の三角関係になります。複雑に絡み合ったそれぞれの感情が、三人の関係を微妙に変えてゆきますが、やがて彼らはコテージを出て離れ離れになり、それぞれが逃れようのない過酷な運命に向き合うことになります。

この小説は映画化もされ、その公式ウェブサイトにはこうありました――「この命は、誰かのために。この心は、わたしのために」。

このようなクローン人間は、クローンES細胞を用いれば理論的には可能です。現時点ではヒトのクローンES細胞の作製には成功していませんし、もちろん倫理的に大きな問題があります。しかし、再生医療ではクローンES細胞を用いてクローン人間をつくらなくても、ほかのさまざまな幹細胞を用いて組織を再生させる方法があります。

再生医療には、前頁の表9に示す四種類の幹細胞、すなわちES細胞（胚性幹細胞）、クローンES細胞、iPS細胞（人工多能性幹細胞）および体性幹細胞の四種類を使用することが可能です。

このうちES細胞、クローンES細胞およびiPS細胞には、将来の再生医療における大きな可能性が期待されていますが、倫理的、技術的に克服されねばならない課題が残されています。

一方、体性幹細胞の場合は、自分の細胞を使うことが原則ですので、拒絶反応の可能性、細胞の精製の必要性、がん化の危険性および倫理的問題点など、ほかの幹細胞では問題になるような欠点が少ないという最大の長所があります。そのため体性幹細胞はすでに臨床に応用され、一部では目覚ましい成果をあげているとともに、やけどの治療に見られるように、細胞が商業化されているものもあります。

用いる幹細胞ごとに展開されている、再生医療の最前線を見ていきましょう。

†ES細胞とクローンES細胞

赤ん坊の誕生は、最も大掛かりな再生と見ることもできます。男女由来の卵子と精子が合体した受精卵から新たな個体が生まれ、もとの個体は寿命を迎えて死にますが、子孫を

「再生」することで人類は今日に至るまでの繁栄を築いてきました。

受精卵は卵割により発生を開始しますが、八つにわかれた八細胞期ごろまではどの割球《かつきゅう》も同じように個体を形成する能力を保持していて、この細胞だけで個体をつくりだすことができます。さらに分裂を繰り返して胞胚期になると、胚の外側は胎盤を形成する胚体外細胞となり、内部の細胞塊を取り囲むようになります。この内部細胞塊を取り出し、培養してできるのがＥＳ細胞（胚性幹細胞）です。

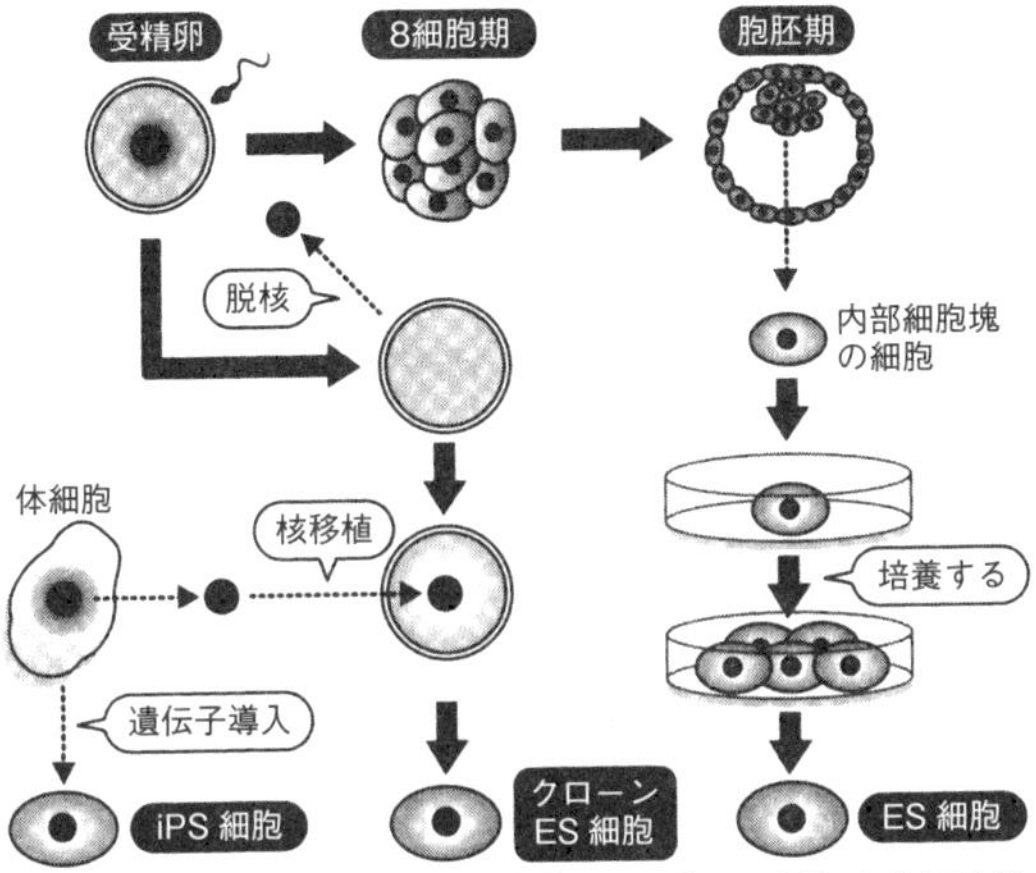

図20　ES 細胞、クローン ES 細胞および iPS 細胞の作製方法の要点（参考資料 30 より）

　図20に、ＥＳ細胞、クローンＥＳ細胞およびｉＰＳ細胞の作製の要点が示されています。ＥＳ細胞は、神経細胞、皮膚細胞、血球細胞など、多様な細胞になることができます。ＥＳ細胞をマウスの初期胚の細胞塊に混ぜて移植してやると、移植した細胞

は個体のいろいろな細胞に分化します。また、試験管の中でＥＳ細胞を望みの臓器の細胞に分化させることも可能です。

マウスだけでなく、ヒトのＥＳ細胞でも培養系でいろいろな組織の細胞に分化できることが確認されています。このようにして作製した細胞を生体に戻してやれば、再生医療に使えます。

しかしＥＳ細胞には問題があります。他人由来の細胞を使うことになるので、ＥＳ細胞を再生医療に使う場合に大きな障害となるのが、拒絶反応です。免疫のところで説明しましたが、ＨＬＡ（ヒト白血球抗原。組織適合抗原とも言います）が同じか、非常に近くないと拒絶反応が起きて移植できません。したがって、せっかくＥＳ細胞から分化した細胞を作製しても、それを移植できる対象者は限られてしまいます。この問題を解決できるのは、次に述べるクローンＥＳ細胞です。

クローンＥＳ細胞は、核を取り除いた卵細胞に体細胞の核を移植してつくられます。卵細胞は他人由来であっても、核が自分の体細胞由来であれば、このようにして作製されたクローンＥＳ細胞のＨＬＡは自分と同一ですから、このＥＳ細胞から分化した細胞を移植しても拒絶反応は起きません。

このようにして作製したＥＳ細胞を、試験管内である程度まで胚発生を進ませて、そののち子宮に移植させるといったやや複雑なステップを踏むと、子供を産ませることさえ可能です。このような原理を応用して、スコットランドのロスリン研究所ではクローン羊として有名な「ドリー」を誕生させることに成功しました。日本でもたくさんのクローン牛がつくられて畜産に応用されています。ただし先に書いた通り、クローンES細胞の作製はヒトでは成功していませんし、クローン人間にもつながるという倫理的問題もあります。

未来に広がるiPS細胞の可能性

免疫拒絶反応、技術的困難、さらには倫理的な問題——これらのES細胞やクローンES細胞による再生医療の弱点を克服すべく画期的な技術が開発されました。それがiPS細胞（人工多能性幹細胞）です。山中伸弥らは卵細胞を用いずに、マウスの組織の体細胞に遺伝子を導入するだけで、ES細胞と同等のiPS細胞をつくりだすという技術を発明しました。この実験はほかの研究者によって追試されて多くの注目を浴び、その後、山中を含めていくつかのグループの研究者がヒトでのiPS細胞の作製にも成功しました。

iPS細胞の作成に使用された四つの遺伝子は、*OCT4*、*SOX2*、*c-MYC*、および*KLF4*でした。ヒトやマウスの細胞では、およそ二万数千の遺伝子が働いていますが、体のそれぞれの組織の細胞では、共通に働いている遺伝子と、その組織に特異的に発現している遺伝子とがあります。

幹細胞の研究者たちは、全能性を持つES細胞において、とくにどのような特徴的な遺伝子が働いているかについてさまざまな検討を行い、遺伝子を絞り込んできました。こうして選ばれた四つの遺伝子がコードするタンパク質は、通常の体細胞においては、いずれも転写因子としての機能を持っているのが特徴です。転写因子とは、遺伝子の発現を制御する役割を担うタンパク質のことで、それぞれの遺伝子の上流にある調節部位に結合して、DNAからmRNAへの転写を制御する役割を果たします。

*OCT4*タンパク質は、体をつくり上げる初期胚で特異的に働いている転写因子で、ES細胞の未分化能維持に重要な働きをしていると考えられています。*SOX2*タンパク質は*OCT4*タンパク質と協調して働く転写因子です。*KLF4*は腫瘍抑制因子の遺伝子として知られていました。*c-MYC*は、がん遺伝子であることはすでに述べました（一二二頁）。これらのことから、*OCT4*、*SOX2*は細胞の多能性維持に必要な遺伝子を活性化し、また分化のときに働く遺伝子を抑制する機能を持っており、*c-MYC*、*KLF4*は細胞増殖を制御する機能を持っていると考えられています。

iPS細胞は自己の体細胞を用いるため、ES細胞のような拒絶反応がなく、またクローンES細胞のようなヒトの卵を用いることによる倫理的問題や細胞の入手が困難であるといった問題もないため、画期的な技術として歓迎されました。

†ES細胞・iPS細胞の課題

ES細胞やiPS細胞には、体性幹細胞には、ない利点がもう一つあります。それは、遺伝病による欠陥臓器の機能を補えることです。遺伝病では、遺伝的欠陥を持つ患者の体性幹細胞を用いたのでは治療は望めません。また、将来多様で大量の細胞を用意して、あたかも薬剤のように、治療に用いる道も開けます。

ではES細胞やiPS細胞をすぐにでも再生医療に応用できるかというと、いくつか解決しなければならない課題があります。

①細胞の安定性

ES細胞やiPS細胞を作製しても、それを大量に増やすためには何回も継代《けいだい》培養する必要がありますが、その間に細胞が変わってしまう可能性があります。このようなことは培養細胞ではよくあり、例えば有限寿命細胞では継代培養のたびにテロメアが短くなります（幸い、ES細胞やiPS細胞は不死化しているのでこの問題は避けられますが）。

ES細胞やiPS細胞が本当に目的とする組織へと分化誘導されているかどうかを判断するためには、それらの細胞が生体組織の分化した細胞と同等の機能特性を備えていることを確認することが必要ですが、いったん分化した細胞は別種の細胞には再分化しないという保証も必要です。もし、移植してから勝手に違う細胞に変身してしまえば、組織の修復や再生の上からは極めて困ったことになります。いずれにせよ、細胞の品質管理が重要な問題になります。

②がんの問題

ＥＳ細胞やｉＰＳ細胞も不死化した細胞ですが、がん細胞ではありません。しかし、もし分化した細胞にもとの不死化細胞が混在していると、このような細胞が移植後、勝手に増殖したり、別の細胞に分化したりといった危険性があります。とくに、ｉＰＳ細胞のようにウイルスベクターを用いて遺伝子を導入している場合は、がん化の危険性が指摘されています。そのため、最近はウイルスベクターを用いずに遺伝子を導入する技術も工夫されています。

無限寿命を持つＥＳ細胞やｉＰＳ細胞から分化した細胞が、有限寿命の細胞に転換していることの確認も必要です。これは細胞ががん化しないようにするためにも重要ですし、たとえ有限寿命でも、移植した細胞が本来の臓器の大きさを超えて増えてしまえば、それに伴う障害も出てくるでしょう。

③分化細胞の誘導・精製

移植に当たっては、目的とする分化した細胞を未分化なもとの細胞や、異なる方向に分化した細胞から分けて精製する必要があります。無限寿命を持ったままの細胞を排除して、いかに分化して有限寿命を持った細胞だけを高い純度で集めて使用できるかどうかが重要な課題として残されています（ES細胞およびiPS細胞について専門的な説明は参考資料30を参照）。

そのほかにも、コストの問題があります。再生医療でなるべく多くの人に使ってもらうためには、コストを可能な限り安くする必要があり、上述したような問題に対処するための高コストを克服する必要があります。

†より確実な体性幹細胞による再生医療

以上のような困難を抱えたES細胞やiPS細胞による再生医療よりも、確実な方法があります。それが、体性幹細胞による再生医療です。

すでに述べた通り、私たちの体の組織は活発な新陳代謝を行っており、それに伴う細胞の再生には幹細胞が中心的役割を果たしています。そのため、心臓から得られた幹細胞は試験管の中で培養してやれば、心筋細胞を増やすことが可能で、この細胞を心筋梗塞で壊死した部分に移植すれば、その部分を再生することができます。体性幹細胞は複数の種類の細胞に分化する場合も多いのですが、それぞれの細胞を精製するのは比較的容易です。この方法は、いわば体内で行われる再生機能の延長線上にある治療法でもあります。拒絶反応の問題もなく、極めて自然な技術です。

そのため、ES細胞やiPS細胞を用いて実際に患者を治療した再生医療による治療例はまだほとんどありませんが、体性幹細胞を用いた治療例はかなりあります。体性幹細胞による再生医療は、すでに研究段階から実用段階に移行しているといっても過言ではありません。実施例を以下に紹介しましょう。

①角膜損傷

薬剤などの副作用で角膜混濁《こんだく》が起きた場合、角膜を移植するのが通常の医療ですが、ドナー不足、拒絶反応などの大きな問題があります。角膜から幹細胞を得るのも必ずしも容易ではありません。

西田幸二（大阪大学准教授）らは、両側角膜幹細胞欠乏症患者の口腔粘膜の一部を取ってきて、それによって角膜の幹細胞をつくり、この細胞を試験管の中で増やし、角膜のシートを作成して四例の患者への移植に成功しました（参考資料36）。このような手法はいろいろな角膜疾患に応用が可能で、各種研究機関で研究開発が進められており、さらにベンチャー企業が実用化を図っています。

②足の血管障害

足の血管が詰まって強い痛みで歩行が困難になる病気に、足の血管の動脈硬化症や、バージャー病があります。先端医療振興財団ではこのような患者に対して、あらかじめ培養で増やした、自己の末梢血CD34陽性細胞という血管の幹細胞を移植し、血管を再生させることで治療を行いました。二〇〇三年から一七例の患者に臨床試験を行い、全症例で治療後一年以上経過後も明らかに効果が減退した患者はなく、自立歩行機能を温存できました（参考資料37）。

③心筋梗塞

日本人の死因で心疾患はがんに次いで第二位（平成一八年度一七万人、総死亡の一六％）です。心疾患の中でも心不全を治療している患者は約一〇〇万人から二〇〇万人といわれ、年間六万人の方が亡くなっています。そこで、京都府立医科大学のグループによる心筋再生医療が注目されています（参考資料38）。

じつはこの治療例はNHKの番組「心臓がよみがえる～再生医療最前線～」（二〇一一年一月二九日放映）でも紹介されましたが、その映像は衝撃的でした。心筋梗塞のために歩くこともできず車いすで移動していた患者さんが、再生医療で活発に歩けるようになったのです。患者から採取した心筋組織から、大量の心筋幹細胞を培養して増やし、それを心筋梗塞により壊死した心筋の部分に移植します。移植後壊死した部分には新しい心筋細胞が再生したことがＭＲＩ（核磁気共鳴映像法）の検査で確認されました。この患者さんは週に二回、かなり活発なリハビリの運動ができるまでに回復しました。

④１型糖尿病

ブラジルのジュリオ・ボルタレリ（サンパウロ大学教授）のグループが実施した、再生医療による1型糖尿病患者のやや複雑な治療例を紹介しましょう（参考資料39）。

1型糖尿病は、すい臓のランゲルハンスβ細胞の障害によりインスリンが分泌されなくなることで引き起こされるもので、患者は常時インスリン投与を受けねばなりません。β細胞の傷害の原因にはウイルス感染もありますが、もう一つに自己免疫疾患があります。これは、本来免疫反応が起きないはずの自己の組織、器官に対して免疫反応が起きるものです。この患者は、自己免疫疾患によりβ細胞が破壊され1型糖尿病になった例です。

免疫抑制剤の投与によって免疫機構を破壊することで自己免疫反応を抑制し、同時に患者由来の、薬剤処理により誘導し、凍結保存しておいた造血系幹細胞を投与しました。造血系幹細胞の投与は、免疫抑制剤で破壊されていた免疫機能や造血機能を回復させるのが目的です。このようにして免疫機能を回復しても自己免疫反応は抑制されたままで、この間に破壊されたβ細胞の回復が起こり、インスリンを外から補給しなくても済むようになりました。

誤解のないように確認すると、この場合は傷ついたすい臓のランゲルハンスβ細胞の幹細胞を移植したわけではなく、いったんこの細胞の破壊に関与する自己免疫細胞を含めた、造血系および免疫系細胞を破壊して、そのあとに造血系幹細胞を移植したのです。このようにして造血系および免疫系の機能が回復した患者では、不思議なことに自己免疫に関与する細胞も取り除かれていたわけです。

⑤パーキンソン病

脳の中の黒質《こくしつ》という組織には、ドーパミン神経があります。ドーパミン神経は、線条体という組織に神経突起をのばしてドーパミンを放出します。パーキンソン病はドーパミン神経が変性しこわれてゆき、そのためにドーパミンが放出されなくなる病気です。ドーパミンが放出されなくなると、手足がふるえたり、かたくなったり、動きにくくなったりという症状が現れます。この病気に対して、ドーパミン神経や神経栄養因子を産生する細胞を新たに脳の中に移植する方法の研究が多く行われており、一部の研究はすでに臨床応用の段階にあります(参考資料40)。

サルなどを用いた動物実験では、胎児のドーパミン細胞をパーキンソン病のモデル動物に移植すると、症状の改善が得られました。この結果をもとにして、欧米を中心にかなりの数の臨床応用が行われました。比較的若い患者に関しては、治療効果が見られましたが、動物での基礎研究で見られたほどの効果ではなく、また、胎児の細胞をそのまま使うということに対しての倫理的な問題も指摘されています。

ドーパミンをつくりだす細胞として、自己の副腎髄質《ふくじんずいしつ》クロム親和細胞や交感神経節細胞を脳内に移植する臨床応用が行われ、一定の効果が見られました。自己移植ですので、倫理的な問題がなく、免疫学的な問題もありませんが、移植に使われる細胞自体がパーキンソン病によって損傷されている可能性が指摘されています。

⑥脳梗塞

自己の骨髄間葉系幹細胞を用いた脳梗塞の治療は、韓国の亜洲《アジョウ》大学校のグループにより二〇〇五年に報告されています。この報告では、中大脳動脈領域の脳梗塞患者に対して、患者自身の骨髄間葉系幹細胞を培養し、発症四〜五週後と七〜九週後の二回、静脈注射を行いました。一年の長期にわたって神経画像診断で観察した結果、骨髄間葉系幹細胞を静脈注射された患者で、神経学的に有意な改善効果が得られています。この方法は下肢の動脈閉塞症《へいそくしょう》などでも臨床応用されている方法であり、今後、脳梗塞においても発展が期待されます（参考資料41）。

⑦やけどの再生医療

二〇〇七年八月、厚生労働省の医療機器・体外診断薬部会は、ベンチャー企業「ジャパン・ティッシュ・エンジニアリング」が申請していた「培養皮膚」の製造販売を承認しました（参考資料42）。これにより、再生医療が国内でも商業化の段階に入ったと言うことができます。

この手法では、重症のやけどを負った患者自身の皮膚細胞を培養し、皮膚のシートを作製し患部に移植して治療します。培養するのは皮膚の最上層部にある表皮の細胞で、自分の表皮を一平方センチほど採取して、表皮細胞を分離し、マウスの細胞を加えてウシの胎児血清を用いて培養します。マウスの細胞は皮膚の細胞の増殖を助ける役割を果たし、約三週間で、縦八センチ、横一〇センチの表皮のシートが十数枚もできます。

重症のやけどの患者は、全国で年間四〇〇〇〜五〇〇〇人ほどもいます。やけどが大きい場合は自分や家族の皮膚などを移植することが多かったのですが、自分の皮膚の場合には量が足りなかったり、他人の皮膚の場合には拒絶反応が起きたりという問題がありました。試験管の中で自分の皮膚細胞を増やして治療すれば、これらの問題はいずれも解決されます。

⑧関節軟骨の再生医療

患者自身の健康な部分の関節軟骨を一部取り出して、細胞培養で増やし、それを関節炎

部位	疾患	標的細胞、組織	実施の度合い
眼	角膜混濁	角膜	◎
足の血管	閉塞性末梢動脈疾患	血管	○
心臓	心筋梗塞	心筋	○
脳神経系	パーキンソン病	ドーパミン細胞	○
脳	脳梗塞	神経細胞／グリア細胞	○
すい臓	自己免疫性糖尿病	免疫細胞＆β細胞	○
皮膚	火傷	表皮	◎
関節	関節炎	関節軟骨	○
肝臓	肝硬変	肝実質細胞	○
脊髄	脊髄損傷	脊髄神経	○
乳房	（美容）	脂肪	△
毛根	（美容）	毛根	×
皮膚	皺（美容）	間葉系組織	△

表10　体性幹細胞を用いた再生医療の現状
（実施の度合いは、◎、○、△、×の順に低下するが、厳密なものではなく目安である）

で損傷、あるいは欠落した部分に移植するもので、移植した部位は数年かけて正常な組織に近づきます。

以上のほかにも、体性幹細胞を用いた再生医療は肝硬変、関節傷害、あるいは美容整形などの分野にも応用可能です（参考資料43）。表10に体性幹細胞を用いた再生医療の現状を示します。

†ES細胞・iPS細胞による再生医療

実用段階に入った体性幹細胞を用いた再生医療とは異なり、ES細胞やiPS細胞を用いた再生医療はまだ基礎研究の段階にあり、ヒトでは実施されていません。しかしこの分野の研究はマウスやラットを用いて始まっています。マウスやラットにはいろいろな疾患モデル動物があり、それを研究に用いるのです。ES細胞やiPS細胞から作製した細胞を疾患モデル動物に移植してやることで、その効果を評価できます。その実験例を紹介しましょう。

①パーキンソン病

二〇〇八年に発表された米国マサチューセッツ工科大学らのグループの研究を紹介します（参考資料44）。

彼らはまず、マウスの線維芽細胞に、先に述べた四種類の遺伝子、*OCT4*、*SOX2*、*c-MYC*、および*KLF4*を導入してiPS細胞を作製しました。作製したiPS細胞は、培養して最終的にドーパミンを放出する神経細胞に分化させ、パーキンソン病のモデルラットの脳内に移植しました。その結果、パーキンソン病の症状が改善されたのです。

ドーパミン細胞を移植する際には、あらかじめ多能性細胞やドーパミン細胞以外の神経細胞を取り除く操作をしています。また、ドーパミン細胞が脳内に定着していることも確認しています。したがってこの研究は、移植されたiPS細胞が神経系に統合され、神経変性疾患の治療が期待通りにできることを、動物の個体で実証した初めての研究として注目されています。

②糖尿病

米国カリフォルニアのノボセル社は、ヒトES細胞由来のすい臓内胚葉を用いて行った一連の実験結果を発表しました。このすい臓組織をマウスに移植し、移植動物に糖を与えたところ、それに反応してヒト型のインスリンペプチドが分泌されていることを確認しました。また、このようにして移植された細胞は、インスリン前駆体からインスリンの形成や内分泌顆粒の形成など、β細胞としてのいろいろな特色を示しました。さらに、この組織の移植は、薬物で誘導された高血糖に対しても治療効果を示しました。これらの結果から、ヒトES細胞はインスリン分泌細胞を形成できることがわかったのです。この実験では、ヒト由来のES細胞を使用している点が注目されます（参考資料45）。

③網膜色素変性症

成人の中途失明の三番目に多い原因としてあげられる病気で、遺伝子異常の可能性も指摘されていますが、はっきりした病因はわかっていません。三〇〇〇〜四〇〇〇人に一人の割合で起こる病気で、国内に五万人の患者がいると言われています。視細胞の一種である桿体《かんたい》細胞が徐々に失われ、夜盲症《やもうしょう》や視野狭窄《きょうさく》を生じ、最後は失明に至ります。米国バイオ企業アドバンスト・セル・テクノロジー社と米国カリフォルニア大学ロサンゼルス校のチームが、ES細胞をこの病気の治療に使う臨床試験を実施し、治療を受けた二人の患者の視力を改善させることに成功した（二〇一二年一月二三日英国医学誌「ランセット」電子版）と報じられています。

④加齢黄斑変性症

加齢により網膜の中心である黄斑《おうはん》に障害が生じて、視力が衰えて最後は失明に至る病気です。日本ではiPS細胞の利用を目指し、理化学研究所が加齢黄斑変性症の臨床研究の計画を進めていることが二〇一二年一月二四日に各新聞社から報じられました（iPS細胞由来網膜色素上皮細胞移植による加齢黄斑変性治療の臨床研究）。自分の細胞からiPS細胞によって細網上皮細胞を作製し、この病気の治療に利用できればその恩恵ははかり知れません。

†臍帯血の再生医療への利用

以上に挙げたもののほかにも、意外なところに有用な幹細胞が存在します。へその緒です。

赤ちゃんは胎盤と臍帯《さいたい》（へその緒）で結ばれた状態でこの世の中に出てきます。臍帯は胎児にとっては、母親から栄養分と酸素の補給を受けるための命綱です。臍帯の中には血液がありますが、ここに含まれている赤血球や白血球などの細胞は、母親由来ではなく赤ちゃん由来です。

臍帯血《さいたいけつ》には赤血球、白血球、血小板などの血液細胞とともに、これらのもとになる造血系幹細胞が含まれています。ですから、臍帯血を保存しておけば、再生医療に利用することが可能になります。むろん、凍結保存しておいて、万一赤ちゃんが将来、小児白血病にかかったようなときには、自分の細胞なので拒絶反応の心配なく移植に使うことができます。白血病の治療では、致死量を超える大量の抗がん剤の投与や放射線照射によってがん細胞を殺しますが、同時に正常な造血系の細胞も失われますので、それを補う目的で臍帯血細胞を移植するわけです。従来は、臍帯血の代わりに骨髄移植が行われていました。

臍帯血は自分の治療ばかりでなく、骨髄細胞の代わりとして他人に使うことも可能です。臍帯血の場合には骨髄細胞と異なり、採取に当たって提供者に全く負担をかけないことや、細胞が若いといった利点があります。骨髄バンクにならって、臍帯血を子供本人のために保存しておくという臍帯血保管事業が、米国でも日本でもビジネスとして行われています。

臍帯血に含まれる幹細胞の数が必ずしも十分でないといった問題点もありますが、試験管の中で幹細胞をいったん増やして移植する取り組みも試みられています。

†健全な再生医療育成のために

クローン人間を、臓器移植のためにつくったり、独裁者が自分の替え玉としてつくったりすることは、倫理的に許されないのは議論の余地がありません。わが国では二〇〇〇年に公布された「ヒトに関するクローン技術等の規制に関する法律」(平成一二年法律第一四六号）により、クローン人間の作製が罰則をもって禁止されています。しかし、一方で規制をあまり厳しくすれば、生物学、医学の進展を遅らせることにもなります。バランスのとれた施策が望まれます。

体性幹細胞を用いた再生医療についても、安易にこの治療が行われないように、厚生労働省は指針を定めました。事実、効果を過大にPRした幹細胞治療が数年前から中国や東南アジア、中南米などに広がって問題になっています。

このため、国際幹細胞学会は二〇〇八年、「大きな懸念」と題する、患者や家族向けに手引書を作成しました。そこでは、治療を受ける前に、(1)動物実験などの結果が公表されているか、(2)第三者が危険性や効果を検討したか、(3)国から承認されているか、などを医者に確認するようにと警告されています。しかし国内のクリニックが進める「治療」はこうした条件をクリアしていない場合も多いのが現状です。

日本再生医療学会は「二〇一一年日本再生医療学会声明文」（参考資料46）で、「これまでに要望してきた再生医療臨床研究の規制緩和の成果」について述べるとともに、「今後の要望」として「合理的で円滑な臨床研究・治験の実施のために、……再生医療製品の承認審査のあり方の検討を要望する」といくつかの項目を指摘しています（朝日新聞、二〇一一年一月三一日付朝刊）。健全な再生医療を育成してゆくためには、適切な規制緩和と規制の両方が必要でしょう。

第八章

寿命をのばすライフスタイル

ここまで見てきたように、最近の分子生物学の進展によって、一二〇歳というヒトの最大寿命が決まるしくみや、その寿命を支える体のメカニズムが次々にわかってきました。これらの研究成果は、科学的に興味深いばかりでなく、私たちが健康で長生きをするためのヒントを数多く提供してくれています。

古来、長生きの秘訣として、さまざまな生き方が勧められてきました。それらは科学的に見て、いかなる根拠があるのでしょうか。最新科学の知見と、伝統的な生き方の知恵とを総合して、寿命をのばすライフスタイルについて考えてみましょう。

†どのような性格が長生きにつながるか

「長寿プロジェクト」と呼ばれる素晴らしい追跡調査があります。一九二一年の秋、心理学者ルイス・ターマン(スタンフォード大学)は、高齢まで生きる人と若くして亡くなる人の性格に違いはあるのかどうかを明らかにするため、壮大な調査を始めました。調査対象として一九一〇年ごろに生まれた一五二八人の聡明な少年少女を選び、彼らの性格を詳細に解析し、記録しました。残念ながらターマンは一九五六年に志半ばで他界しましたが、同じ米国の心理学者ハワード・S・フリードマンとレスリー・R・マーティンが研究を引き継ぎ、その成果は最近になって *The Longevity Project*(『長寿プロジェクト』、参考資料

47）という本として発表されました。これには八〇年間にも及ぶ追跡結果が織り込まれており、調査終了時にはかつての少年少女は九〇歳以上に達し、当然ながらほとんど他界していました。

では、性格と寿命との間にはどのような関係があったのでしょうか。

驚くべきことに「長生きの秘訣」としてこれまで言い伝えられ信じられていた、以下のような生活や習慣は必ずしも正しくないことがわかったのです。

・優れた人は長生きできない。善人は早死にで、悪人は長生きである（佳人薄命《かじんはくめい》）。
・結婚しているほうが長生きできる。
・働きすぎよりも気楽に過ごすほうが長生きできる。
・ストレスをなくし楽しく暮らせば長生きできる。
・信心深く、礼拝を怠らない人は長生きできる。
・心配することは健康にとても悪い。
・できるだけ早く引退してゴルフを楽しんだほうが健康を維持し長生きできる。
・子供たちは真面目すぎるより、伸び伸びとするように仕向けたほうが長生きできる。

ではどのような性格の子供が長生きできたのでしょうか。結果ははっきりしていました。慎重で、粘り強く、几帳面な性格の子供が長生きだったのです。

このような性格の子供は大人になっても、長生きにとって好ましい習性を身につけているということでしょう。彼らは、喫煙、酒の飲み過ぎ、麻薬の使用、無謀な運転といったことを避ける一方で、シートベルトを律義に締め、医者の言うことをよく聞くといった傾向が強いと調査は指摘しています。さらに、このような性格の人は、幸福な結婚をし、よい友達を選び、より健康的な職業を見つける傾向が強いとしています。また、長生きの人は社会によくとけこみ、目的を持った人生を送っていることもわかりました。

一〇〇歳前後の長寿の人の生活ぶりをテレビなどで見ることがありますが、彼らを見てもわかるように、農業を続け、あるいは民芸品の手作業に励むといった具合に、高齢に至るまで目的のある人生を送っていることが多いのです。

†なぜ女性は長生きか

一般に女性は男性より平均で五〜七年長く生きます。「長寿プロジェクト」の結果を見ても女性は男性より長生きでした。このような男女間の差はどうして生じるのでしょうか。

女性の性染色体はXX、男性の性染色体はXYと異なっていることが、生殖器や性ホルモンの分泌の違いにつながっていますが、このような男女の体の違いと寿命の関連についてはまだ定説がありません。

このプロジェクトでは性差による寿命の違いについて面白い解釈をしています。男女は性格の違いから四つのグループに分けることができるというのです。すなわち、男性的な男性、女性的な男性、男性的な女性、そして女性的な女性です。誰が一番長生きなのでしょうか。

調査結果を見ると、どうも女性的な要素が長生きにつながるようです。女性的な男性のほうが男性的な男性より長生きで、また男性的な女性より女性的な女性のほうが長生きでした。すなわち、男女を問わず、女らしい性格が男らしい性格よりも長寿につながるのではないかという結論が導かれたのです。

例えば、家庭にとどまり育児や手芸に励む女性は、キャリアウーマンとして社会で活躍する女性より「女らしい」範疇に入ります。男性では、研究者や学者はスポーツ選手に比べれば「女らしい」範疇に入ります。いずれの場合にも「女らしい」人のほうが長生きなのです。古来、先陣争いをした「男らしい」兵《つわもの》は、後からついて行く女性的な〝兵〟より命を落とす確率が高かったでしょう。そういうものかもしれません。

では未亡人はなぜ長寿なのでしょうか。反対に妻を失った夫はなぜ短命なのでしょうか。

傷心した男性は一般に社会とのつながりが少ないことが多く、そのために生きる意欲を失い、死を早めるのではないかと指摘されています。このような男性は健康に留意せず、往々にして酒に浸るなど自暴自棄な生活を送ることがよくあります。それに対して女性はより社会とのつながりが強く、それが長生きにつながる、と著者らは結論しています。追跡調査の結果では、多くの未亡人は結婚生活を継続中の同世代の女性よりも長生きだったとのことです。まさに「女は強し」です。

†心と体の関係

本書では、テロメア、ミトコンドリア、免疫機能、分子修復機能、再生機能が寿命に深く関わっていることを述べてきました。しかし、上記の「長寿プロジェクト」はさらに、性格という心理的要因も寿命に大きく影響することを示しているのです。

「健全な精神は健全な肉体に宿る」という格言は有名です。本来、この言葉はローマの詩人ユウェナリスが、当時のローマ人が肉体の健康ばかりを追い求めているのを諷刺して「健康な身体に宿る健康な精神を」持ってほしいものだと言ったものだそうです。いずれにせよ、精神と身体との間には密接な関係があるのは間違いありません。そしてそこには、ストレスホルモンと癒しホルモンが関わっています。

①ストレスホルモン

ストレスという言葉は広く知られていますが、もともとはハンガリー系カナダ人の生理学者ハンス・セリエの「ストレス学説」の考え方によるものです。彼はストレスを「外部環境からの刺激によって起こる歪みに対する非特異的反応」と考えました。つまりストレスを引き起こす刺激（ストレッサー）は心理的なものだけではないのです。ストレッサーには寒冷のような物理的なもの、化学物質などの化学的なもの、病原体といった生物的なものがあり、これ以外に怒りや恐怖のような心理的なものもあるというわけです。

このようなストレスに対処するために、アドレナリンやコーチゾンのような〝ストレスホルモン〟が分泌され、血糖値が上昇します。例えば精神的なストレスにより、交感神経が興奮し脳内ではアドレナリンの分泌が高まります。旅行すると便秘になりやすいのは、交感神経が興奮して腸の活動が低下するためです。また、ストレスの情報は脳下垂体から副腎皮質へと情報が伝わって、コーチゾンの分泌が促進されます。

このようにして危機に対処するストレスホルモンの分泌は、一種の生体防衛反応と見ることができます。しかし、ストレスが長く続き、ストレスホルモンの過剰な分泌が続くと、副作用として胃潰瘍などを引き起こします。また、コーチゾンの過剰な分泌は免疫機能を低下させます。

ストレスは体の防衛反応ですから、それ自体が悪いわけではありません。「長寿プロジェクト」も明らかにしているように、緊張感に欠け、無目的な安穏《あんのん》な生活が必ずしも長寿に結びつくとは限りません。むしろ適度な緊張とストレスは長寿にとって好ましいといえます。しかしストレスが強すぎたり長く続いたりすると、明らかに健康を害します。

②ペットの持つ癒しホルモン効果

〝ストレスホルモン〟の対極にあるのが〝癒しホルモン〟です。筆者はブンタというオスの柴犬を飼っていますが、いつも近所のお年寄りがブンタにとても和やかな表情でほほえみかけてくれます。ありふれた光景と思われるかもしれませんが、これが実に重要なのです。ペットの飼育は高齢者の予防医学に効果的だとする論文（参考資料48）を見てみましょう。

この論文を書いた本岡らによると、高齢者の散歩による自律神経の変化について、単独の散歩と犬との散歩とを比較すると、副交感神経活性は犬との散歩のほうが高かったのです。また、三日間連続で犬と散歩すると、回を重ねるごとに、副交感神経活性値は増加し、交感神経活性値は抑制されました。前頁で説明した通り、交感神経が活発になると緊張して興奮した状態になりますが、副交感神経のほうが活発になるとリラックスした状態になるのです。

さらに、高齢者が日常生活で犬の訪問を受けたときと、犬のいない時期について比較しました。その結果、二回実施した観察では、犬の訪問に一致し、かつ訪問時のみに副交感神経活性値が高いことが観察されました。

犬が訪問した普通の生活時（非運動時）と犬との散歩時（運動時）を比較すると、犬と過ごす非運動時のほうが、副交感神経活性値は高く、交感神経活性値は低いという結果が得られた点に、本岡らはとくに注目しています。つまり散歩という運動ではなく、犬の存在そのものが人の自律神経に影響を与えたと考えられるからです。

さらに、ペットと接触することで、オキシトシンという一種の癒し効果を持つホルモンも分泌されることがわかっています（参考資料49、50）。オキシトシンは分娩時での子宮の収縮や授乳の際の乳汁分泌を促す働きをすることで知られていましたが、このようにペットでの癒し効果にも関与しているのです。愛犬に見つめられると、オキシトシンが飼い主の体内で増加することを、永沢美保らの研究グループ（麻布大・自治医大）が発表しました。永沢は「「目は口ほどに物を言う」と言われるが、人間と犬の間でも視線が重要なのだろう」と言っています。

同研究グループは、飼い犬と飼い主の五五組で実験しました。室内で一組ずつ、三〇分間触れ合ってもらい、実験前後の飼い主の尿に含まれるオキシトシンの濃度を測定しました。その結果、事前のアンケートで犬との関係が「良好」と判断された飼い主一三人では実験後に五割ほどオキシトシン濃度が上昇しましたが、「普通」の関係にある四二人では変化はありませんでした。

筆者の住んでいるところでも、犬を連れている人の半数近くが高齢者です。高齢者にとっては犬との散歩が適度な運動と気分転換になります。それに加えて癒しホルモンまで分泌されるとなれば、ペットの効用は絶大と言えるでしょう。

†長寿を楽しむ――「おばあちゃん効果」

長寿には暗い面もあります。『第二の性』などの著書で有名なフランスの哲学者シモーヌ・ド・ボーヴォワールは『老い』(参考資料51)で、各民族に共通して姥捨《うばす》て山に象徴される老人の遺棄という現象が見られることを指摘しています。高齢化社会では世代の対立や、新たな姥捨て山が問題になる可能性は否定できません。この問題をうまく解決してゆくために、高齢者の生き方の問題が問われているのです。

しかし、長寿には明るい面も指摘されています。例えば「おばあちゃん効果」です(参考資料2)。ヒトでは生殖期以降の期間は三五年間にもわたります。なぜ人類にはこのように例外的に長いおばあちゃんの時期があるのでしょうか。米国ユタ大学の人類学者クリスティン・ホークスらは、おばあちゃんが忙しい娘の子育てを手伝うことができるからだとしています。しっかりしたおばあちゃんに恵まれた家族は孫の面倒をよく見ることができ、子孫を多く残せたと考えられます。その結果、生物進化の過程でこのおばあちゃん効果は有利に働き、長い老後に関連する遺伝子が選択されたというわけです。

最近、保育園の不足が大きな問題になっていますが、筆者のまわりでも孫の世話に協力している高齢者はたくさんいます。育児だけでなく、年長者の経験などを活かした社会への貢献は、ほかにもたくさんあるはずです。

†『養生訓』に学ぶ

江戸時代の儒学者で、筑前国福岡藩士の貝原益軒《かいばらえきけん》は、有名な『養生訓』（参考資料52）を書いています（一七一三年）。彼は八四歳近くまで生きて、当時としては非常に長寿でした。『養生訓』は彼が八三歳のときに実体験に基づいて書いたもので、それだけに重みがあります。貝原益軒はこの本を、世の中の人が長寿だけでなく、真の楽しみ、真の幸福を得ることを願って書いたのです。

貝原益軒は、実際に試みて健康のために効果があったものを記しています。このことが約三〇〇年前のものでありながら今日に至るまで新鮮な生命を保っている理由でしょう。

『養生訓』には現在でも学ぶべきところや瞠目《どうもく》すべき指摘が数多くあります。以下にまとめてみました。

①ヒトの最大寿命は一〇〇歳

益軒は「人間は百歳を上寿とす」と述べており、ヒトの最大寿命は一〇〇歳と考えていたようです。現在は一二〇歳と考えられているので、二〇歳ほど低く見積もっていたことにはなりますが、「人生七十古来希《まれ》なり」と言われていた江戸時代にあっては、驚くほどの洞察力です。

②腹八分目

「腹八分目」とはよく言いますが、これは益軒の考え出した言葉です。カロリー制限は、少なくともヒト以外の動物では、寿命をのばす唯一の確実な方法であることが科学的に証明されています。ただし、高齢者はタンパク質などの栄養を十分摂る必要のあることは、すでに述べた通りです。

③酒はほどほどに

貝原益軒は、決して酒は嫌いではなかったようで「酒は天から与えられた美禄《びろく》」と言っています。しかし飲み過ぎは戒めています。益軒は「酒は各人にそれぞれの適量があり、ほどよく飲めば益が多く、多飲すれば損失が多い」と言っています。

酒の飲み過ぎは活性酸素の産生を高める結果、発がんにつながる可能性があります。例えば毎日ビールを飲む人は、酒を飲まないヒトに比べてS状結腸がんの発生率が一二・七倍も高くなるという報告が、一九八九年の米国医学誌「ランセット」に報告されています。

④塩分を控える

「塩辛いものを多く摂ると血がかわき、のどがかわいて、湯水を多く飲む」と正確に指摘しています。塩分の摂り過ぎは血液量の増加、ひいては高血圧につながります。

⑤野菜の摂取

茄子、大根、菜、山芋、くわい、ニンジン、カボチャなどの食べ方に触れており、とくに大根の効用を述べています。

⑥歯の養生

歯の大切さを強調しています。「つま楊枝で歯の根を深くさしてはいけない。根が浮いて動きやすくなるから」といった細かいところにまで注意していてほほえましく感じます。ちなみに益軒は、八三歳まで虫歯が一本もなかったということです。

⑦薬は毒

「薬にはみなかたよった毒があるので恐れなければならない」とし、薬の乱用を戒めています。「薬は毒」であるという薬の本質をすでに見抜いていたのです。

⑧煙草の害

「たばこは天正・慶長年間の近年になって、他国から渡ってきた」とのことなので、益軒の時代の人にとってはまだ目新しいものでした。しかし、「煙草の性は毒である」といって、その本質をすでに見抜いていたのです。今日では、煙草は発がん性があり、また血管を収縮させ、脳梗塞や心筋梗塞にもつながることは、周知の事実でしょう。

⑨運動の勧め

「毎日少しずつ体を動かして運動するのが良い。……食後の散歩はとくに必要で、庭の中を数百歩しずかに歩くだけでもよい。……運動をすれば、痛い思いもせずして楽にして健康を保つことができる」と言っています。食事後の運動は糖尿病の患者にはとくに有効で、筆者の個人的な経験でも、二〇〜三〇分の散歩で血糖値が一〇〇近くも下がったことがあります。

⑩身体の養生とこころの養生

『養生訓』は、身体の養生ばかりでなく、こころの養生を説いているところに特色があります。

『養生訓』で述べられていることは、このように現代でも立派に通用するものが多く、益軒の洞察力に改めて驚かされます。十分な科学的観察に基づいた知恵は、現代の生物学や医学の知見とも一致するのです。

高齢者という「新人類」

ここで、本書冒頭に示した図1（八頁）に戻りましょう。

生命の時を刻むテロメアと、ミトコンドリアというエネルギー代謝に関与する細胞小器官——この分子生物学的な二大要素が、老化、ひいては寿命のカギを握っています。本書では、この二つの要素とともに免疫、修復、再生といった三つの機能が、寿命に深く関わっていることを説明しました。これらの潜在的機能を最大に発揮すれば、私たちには一二〇歳まで生きる可能性があります。

これまで人類は食糧不足、劣悪な衛生的環境、疫病、戦争などによって、この潜在能力を十分に発揮できませんでした。しかし、医・薬・食などを中心とした文明の発達により、人類は本来備わっていた最大寿命に次第に近づいてきたのです。再生医療や分子標的薬をはじめとする現代医学は、その動きをさらに後押ししています。おそらく人類はまもなく平均寿命九〇歳の時代を迎えるでしょう。平均寿命一〇〇歳の時代も夢物語ではなくなってきました。そのための生活の知恵は、驚くべきことに『養生訓』の中にほとんど含まれています。それは現在の生物学、医学で裏づけられていると言っても過言ではありません。

高齢者のこのような大集団の出現は、人類がまだこれまでに経験したことのない新しい事態です。この集団は一種の新人類とも言えます。ですから、食生活から薬物の摂取に至るまで、一般成人とは異なる注意が必要です。

例えば、本書では詳しく述べませんでしたが、高齢者は多くの薬を摂取するようになり、それとともに薬害の危険も増しています。高齢者では薬物の代謝能が低下しています。「薬がつくる老人ぼけ」（参考資料53）といった記事にも象徴されるように、特別な注意が必要です。

薬だけでなく、サプリメントにも注意が必要です。米国科学雑誌「ネイチャー・メディスン」オンライン版（二〇一二年三月四日）は、ビタミンEの副作用を報告しています。この研究を行った慶応義塾大学医学部のグループは、ビタミンEの摂取過剰で骨粗鬆症を発症する危険があることを世界で初めて明らかにしました（参考資料54）。ビタミンEには抗酸化作用があるためアンチエイジング効果があると考えられ、かねてより人気が高く、とくに米国では全人口の一〇％以上の人がサプリメントとして服用しています。骨の健康の維持にも留意したビタミンEの摂取量の策定が望まれます。

今後、この新人類である高齢者のために医学、薬学、栄養学、心理学さらには社会学といった分野での特別な研究が必要になるでしょう。そのような研究成果を結集し、『養生訓』のような古来の知恵をも活かしつつ、高齢者が長寿を楽しみ、社会に貢献できるしくみを新たにつくりださねばなりません。

†長寿社会のまちづくり

秋山弘子（東京大学高齢社会総合研究機構特任教授）らの取り組みを最後に紹介しましょう（参考資料55）。秋山らは「長寿社会のまちづくり」を柏市と福井市で企画し、実践しています。高齢化すると、とくに男性は引きこもりがちになり、社会との接触が希薄になります。そこで、この問題を解決するためにセカンドライフの就労を促進する街づくりを計画しているのです。

例えば高齢化の進む柏市では、五階建てでエレベータのない古いアパートを新しいエレベータ付きの高層アパートに建て替え、できた空き地に市民農園や、屋上農園、ミニ野菜工場および収穫した野菜を売るマーケット、みんなが気軽に食事のできる食堂、「おばあちゃん効果」を活かして高齢者が支援する学童保育所、紙おむつリサイクル工場などをつくることが計画されています。高齢者はこれらの施設でセカンドライフの就労ができ、社会に貢献し、人々との交流を深め、そのうえわずかでも収入を得られます。

作家の宇野千代は、かつてテレビで「年をとってもお金を儲けるということはとても大切なのよ」と言っていました。年をとってからも、少しでも収入があるということは励みにもなり、それは社会に貢献していることの証《あかし》にもなるのです。

人類は「おばあちゃん効果」で長寿へと進化してきました。この効果をさらに発揮させればよいのです。まちづくりをはじめ、高齢者が社会に貢献できるしくみをつくりだし、今後すべての世代が真の意味で長寿を楽しむことができるように取り組みたいものです。

おわりに

筆者の友人でもある帯刀益夫《おびなた》が著した『われわれはどこから来たのか、われわれは何者か、われわれはどこへ行くのか』（参考資料56）というひどく長い題名の本があります。この本は、最近の生命科学により解明されてきたヒトの起源や活動経路を紹介しつつ、「一生物種としての人類の未来には何が待ち受けているのか？」という問いを発しています。

人類は単に自らの寿命をのばすだけでは、かえって高齢化による社会負担が重くなるという弊害を招きかねません。「長寿になったわれわれ人類はこれからどこへ行くのか」という問いを真剣に考えることがますます重要な時期になってきたともいえます。

益軒は人生の楽しみとして三つのことを紹介しています。その一は道を行い、善を楽しむことであり、その二は病なく快く楽しむことであり、その三は長寿の楽しみ。「長寿を楽しむ」はなんと素晴らしい言葉でしょうか。

なお、本書の執筆に当たっては資料をご提供いただくなど、多くの人々のご協力を仰ぎました。とくに下記の方々に心から謝意を表します（本書記載順）。自然免疫＝山本三郎（日本ＢＣＧ研究所・理学博士）／食べる順番療法＝今井佐恵子（大阪府立大学総合リハビリテーション学部教授）／固形がんとテロメア＝田久保海誉（東京都老人総合研究所・老年病のゲノム解析研究チームリーダー）／がんワクチン＝大野忠夫（セルメディスン（株）代表取締役社長）／胃がん＝三木一正（日本胃がん予知・診断・治療研究機構理事長）／ＤＮＡ鎖損傷＝花岡文雄（学習院大学教授）／放射線＝佐渡敏彦（（独）放射線医学総合研究所名誉研究員）／ホルミシス効果＝太田成男（日本医科大学大学院医学研究科教授）／高齢者と薬・サプリメント＝遠藤浩良（帝京大学薬学部名誉教授）／長寿社会のまちづくり＝秋山弘子（東京大学高齢社会総合研究機構特任教授）／「おわりに」＝帯刀益夫（東北大学名誉教授）。

また、本書の執筆の機会と、要所で貴重なご助言をいただいた筑摩書房新書編集部の松田健氏に心から深謝します。

最後に、本書の編集の手助けをしてくれた妻光子に謝意を表します。

*参考資料

1 杉本正信『人は何歳まで生きられるか』新書館（二〇〇〇）

2 杉本正信、古市泰宏『老化と遺伝子』東京化学同人（一九九八）

3 遠藤博之「早老症の真実」http://www.justmystage.com/home/8nkazoku/

4 田沼靖一『ヒトはどうして老いるのか――老化・寿命の科学』ちくま新書（二〇〇二）

5 レオナルド・ヘイフリック「Be independent and ask questions――既存のドグマを超えた細胞老化という新たな概念」（聞き手・執筆＝杉本正信）『実験医学』二四巻、九月号（二〇〇六）

6 Burnett, C. et. al., Absence of effects of Sir2 overexpression on lifespan in *C. elegans* and *Drosophila*. *Nature*, 2011; 477: 482-485. Couzin-Frankel, J., Genetics. Aging genes: the sirtuin story unravels. *Science*, 2011; 334: 1194-1198.

7 R・ヴァインドルッヒ「カロリー制限が老化を遅らせる」『日経サイエンス』三月号（一九九六）

8 Colman, R. J., R. M. Anderson, et al. (2009). Caloric restriction delays disease onset and mortality in rhesus monkeys. *Science*, 2009; 325 (5937): 201-4.

9 レオナルド・ガレンテ「21世紀の健康長寿」http://www.age-m.org/age_event/age_event/japanese.html

10 Imai, Shin-ichiro, *SIRT1* and caloric restriction: An insight into possible trade-offs between robustness and frailty. *Curr Opin Clin Nutr Metab Care*, 2009 12: 350-356.

11 新開省二『50歳を過ぎたら「粗食」はやめなさい！――「低栄養」が老化を早める』草思社（二〇一一）

12 牧田善二『糖尿病はご飯よりステーキを食べなさい』講談社＋α新書（二〇一〇）

13 今井佐恵子他「糖尿病患者における食品の摂取順序による食後血糖上昇抑制効果」『糖尿病』第五三巻（二）、一一二―一一五（二〇一〇）

14 梶山静夫、今井佐恵子『糖尿病がよくなる！　食べる順番療法』新星出版社（二〇一一）

15 香川靖雄『老化のバイオサイエンス』羊土社（一九九六）
16 D・スティップ「驚異の長寿因子　ラパマイシン」『日経サイエンス』四月号、四八―五七（二〇一二）
17 杉本正信『エイズとの闘いⅡ』東京化学同人（一九九九）
18 山本三郎「CpGモチーフと結核免疫」『Kekkaku』八五巻、五一五―五二三（二〇一〇）
19 安保徹、石原結實『体を温め免疫力を高めれば、病気は治る！』宝島社文庫（二〇〇六）
20 Henderson, D. A., *Smallpox—The death of a disease*, Prometheus Books, New York (2009)；蟻田功『天然痘根絶　ターゲット・〇』毎日新聞社（一九七九）／Isao Arita（Eds. Alan Schnur and Masanobu Sugimoto）*The Smallpox Eradication Saga: An Insider's View*, Orient Blackswan (2010)
21 高柳輝夫、大坂武男編『活性酸素』丸善（一九九九）
22 佐渡敏彦、福島昭治、甲斐倫明『放射線および環境化学物質による発がん――本当に微量でも危険なのか？』医療科学社（二〇〇五）
23 ウェード・アリソン『放射能と理性――なぜ「一〇〇ミリシーベルト」なのか』峯村利哉訳、徳間書店（二〇一一）
24 「放射線学入門――福島第一原発事故を受けて」産業医科大学医学部放射線衛生学講座 http://www.uoeh-u.ac.jp/kouza/hosyaeis/hibakuguide.pdf
25 児玉龍彦『内部被曝の真実』幻冬舎新書（二〇一一）
26 花岡文雄「DNA損傷とは何か――二本鎖切断の危険性と個人差」『科学』八一巻、一一三二―一一三八（二〇一一）
27 中村仁信『低量放射線は怖くない』遊タイム出版（二〇一一）／T・D・ラッキー『放射能を怖がるな！』日新報道（二〇一一）／太田成男「放射線ホルミシス」『アンチ・エイジング医学――日本抗加齢医学雑誌』七巻、八九〇～八九四頁（二〇一一）／太田成男のちょっと一言　http://shigeo-ohta.com/
28 Soda, M. et al. Identification of the transforming *EML4-ALK* fusion gene in non-small-cell lung cancer. *Nature*,

2007; 448: 561-566
29 杉本正信「テロメアと発がん」『化学と生物』四八巻、六三〇—六三六（二〇一〇）
30 帯刀益夫、杉本正信『細胞寿命を乗り越える——ES細胞・iPS細胞、その先へ』岩波書店（二〇〇九）
31 Tatematsu, K et al., A novel quantitative 'stretch PCR assay', that detects a dramatic increase in telomerase activity during the progression of myeloid leukemias. *Oncogene*, 1996 Nov 21;13（10）:2265-74. ; Ishikawa F., Telomere crisis, the driving force in cancer cell evolution. *Biochem Biophys Res Commun*, 1997; 230: 1-6.
32 田久保海誉他「テロメア」『日本臨床』六七巻、一二九三—一二九七（二〇〇九）
33 近藤誠『がん治療総決算』文春文庫（二〇〇七）
34 WT1ワクチン http://www.gsic.jp/immunity/mk_06/01/01_01.html／「自家がんワクチン」療法 http://www.gsic.jp/immunity/mk_06/05/index.html
35 大野忠夫、坪井康次『がんワクチン』デジタルメディスン（二〇〇五）
36 Nishida, K., M. Yamato, et al.. Corneal reconstruction with tissue-engineered cell sheets composed of autologous oral mucosal epithelium. *N Engl J Med*, 2004; 351（12）: 1187-96.
37 「下肢血管再生」（財）先端医療振興財団ウェブサイト http://www.ibri-kobe.org/leg/index.html
38 「心筋細胞移植」京都府立医大ウェブサイト http://www.f.kpu-m.ac.jp/k/med2/index.html
39 Edurado, C., Couri, B., Voltarelli, J.C., Potential role of stem cell therapy in type 1 diabetes mellitus. *Arq Bras Endocrinol Metab*, 2008; 52/2: 407-415.
40 脳神経外科疾患情報ページ http://square.umin.ac.jp/neuroinf/medical/701.html
41 Bang, O.Y. et al., Autologous mesenchymal stem cell transplantation in stroke patients. *Ann Neurol*, 2005; 57: 874-882.
42 「「培養皮膚」の製造販売を承認——重症やけど患者の再生医療へ」http://medical-today.seesaa.net/article/52539281.html

43 星野泰三、寺尾友宏『万能細胞医療』メタモル出版（二〇一〇）

44 Wernig, M. et al., Neurons derived from reprogrammed fibroblasts functionally integrate into the fetal brain and improve symptoms of rats with Parkinson's disease. *Proc Natl Acad Sci U S A*, 2008; 105: 5856-61.

45 Kroon, E. et al., Pancreatic endoderm derived from human embryonic stem cells generates glucose-responsive insulin-secreting cells in vivo. *Nat Biotechnol*, 2008; 26: 443-52.

46 二〇一一年日本再生医療学会声明文 http://www.jsrm.jp/general/110401.html

47 Friedman, H. S., L. R. Martin, *The Longevity Project*, Hudson Street Press（2011）

48 本岡正彦「ペットの癒し効果」http://www.cairc.org/j/relation/paper32.html

49 シャスティン・ウヴネース・モベリ『オキシトシン――私たちのからだがつくる安らぎの物質』瀬尾智子他訳、晶文社（二〇〇八）

50 共同通信ニュース「見つめ合いでホルモン上昇――人と犬、きずな強める」http://www.47news.jp/CN/200901/CN2009012401000015.html

51 シモーヌ・ド・ボーヴォワール『老い』（上・下）朝吹三吉訳、人文書院（一九七二）

52 貝原益軒（伊藤友信訳）『養生訓　全現代語訳』講談社学術文庫（一九八二）

53 「特集　薬がつくる老人ぼけ」『月刊Asahi』一一月号（一九九三）

54 慶應義塾大学プレスリリース「ビタミンEの過剰摂取は骨粗鬆症を引き起こすことを発見――骨の健康にも配慮した適量な摂取を」http://www.keio.ac.jp/ja/press_release/2011/kr7a4300009bqy6-att/120305_1.pdf

55 秋山弘子「長寿社会に生きる」講演資料（鎌倉淡青会、二〇一二年一月二一日、鎌倉）

56 帯刀益夫『われわれはどこから来たのか、われわれは何者か、われわれはどこへ行くのか――生物としての人間の歴史』ハヤカワ新書juice（二〇一〇）

ちくま新書
958

ヒトは一二〇歳《さい》まで生《い》きられる
——寿命《じゅみょう》の分子《ぶんし》生物学《せいぶつがく》

二〇一二年五月一〇日　第一刷発行

著　者　杉本正信（すぎもと・まさのぶ）

発行者　熊沢敏之

発行所　株式会社　筑摩書房
東京都台東区蔵前二-五-三　郵便番号一一一-八七五五
振替〇〇一六〇-八-四一二三

装幀者　間村俊一

印刷・製本　三松堂印刷　株式会社

乱丁・落丁本の場合は、左記宛にご送付下さい。送料小社負担でお取り替えいたします。ご注文・お問い合わせも左記へお願いいたします。
〒三三一-八五〇七　さいたま市北区櫛引町二-六〇四
筑摩書房サービスセンター　電話〇四八-六五一-〇〇五三

ISBN978-4-480-06662-6 C0245